U0352682

请注意！

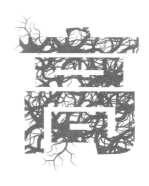

高

心血管主医生
陪你降血压

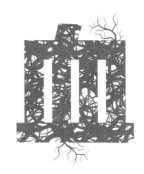

血

王星 著

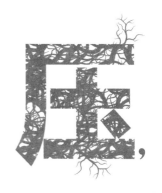

压，

中国协和医科大学出版社

中信出版集团 | 北京

图书在版编目（CIP）数据

高血压，请注意！：心血管王医生陪你降血压 / 王星著. —北京：中国协和医科大学出版社，2022.4
ISBN 978-7-5679-1905-1

Ⅰ.①高…　Ⅱ.①王…　Ⅲ.①高血压－防治　Ⅳ.①R544.1

中国版本图书馆CIP数据核字（2022）第013199号

高血压，请注意！——心血管王医生陪你降血压

著　　者：王　星
责任编辑：杨小杰　杨　洁

出版发行：中国协和医科大学出版社
　　　　　（北京市东城区东单三条9号　邮编100730　电话010-65260431）
　　　　　中信出版集团股份有限公司
　　　　　（北京市朝阳区惠新东街甲4号富盛大厦2座　邮编　100029）
网　　址：www.pumcp.com
印　　刷：北京联兴盛业印刷股份有限公司

开　　本：880mm×1230mm　　1/32
印　　张：10.75
字　　数：231千字
版　　次：2022年4月第1版
印　　次：2022年4月第1次印刷
定　　价：78.00元

ISBN 978-7-5679-1905-1

谨以此书献给

为生活奔波并患高血压的所有父母和兄弟姐妹

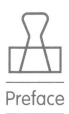

我要把这本书送给我的妈妈。

我的妈妈是一位普通农民，她和我爸爸没日没夜地劳动，供我哥和我上了大学，也盖起了镇上第一栋楼房。妈妈是一位高血压患者，我本打算早点写完这本高血压科普书，让妈妈能在闲暇时间看一看。可是现在这个愿望已经很难实现了，因为妈妈得了一种罕见病——多系统萎缩，她如今生活不能自理，不能正常说话，四肢不听使唤，大小便无法控制，更看不了书了。

4 年前，妈妈说双腿无力，先去了县医院，又去了市医院，最后去了省城医院，做了所有的检查，西医、中医看了一大堆，都没有查出问题。直到有一天妈妈给我打电话，哭着让我赶紧回去带她去更大的医院看。

2018 年 6 月，我和我哥领着我妈在西京医院整整检查了一周，看了 3 位专家，最后她被确诊为多系统萎缩，预期寿命为 5~10 年。到 2021 年 3 月，妈妈已经不能下地活动，也不能一页一页地看她儿子写的这本科普书了。但我依然要把这本书送给我的妈妈，毕竟这是我的第一部作品，而我是她的作品。

我要把这本书送给我的家人。

我和绝大多数人一样，来自一个普通家庭。我有一个大家庭，在这个大家庭里，妈妈、哥

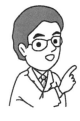

哥、岳父都有高血压，岳母患高血压导致的肾衰竭，舅舅患高血压导致的脑梗死偏瘫，姑父患高血压导致的脑梗死……

如果要列出大家庭里所有的高血压患者，估计还得写上一页纸。《中国居民营养与慢性病状况报告（2020 年）》统计显示，我国成人高血压发病率为 27.5% 左右，看到这个比例，您就不会奇怪为什么王医生家里有这么多高血压患者了。

我的家庭只是中国无数家庭的缩影。我要把这本书送给我的家人，让他们更好地管理血压，以免出现更严重、更多的高血压并发症。

我要把这本书送给我的粉丝。

我从 2018 年初开始通过互联网宣传心血管科普知识至今，已经有超过 1 000 万粉丝，文章阅读量超过 14 亿人次。

心血管疾病是我国的头号疾病。我国仅成年高血压患者就有 3 亿左右，无论是在医院还是在网上，我都能感受到很多高血压患者的无助，意识到大家高血压知识的匮乏。很多朋友或是没有发现自己患高血压，或是没有控制好血压，或是因高血压治疗而上当受骗，最终引发心脑肾等方面的疾病，甚至身患残疾或丧失生命。

我要把这本书送给我的粉丝，让更多人早预防、早发现、早控制高血压，远离心脑血管疾病，让更多家庭免受心脑血管疾病的危害，让更多粉丝及其家人健康快乐地生活。

王星

2021 年 12 月

目录

1 疾病篇

2 判断篇

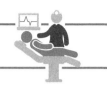

3 测量篇

4 防治篇

5 用药篇

6 拾遗篇

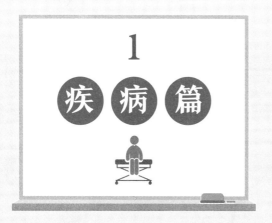

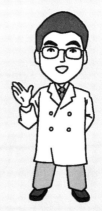

　　我之所以不遗余力地科普高血压的相关知识，不断告诉大家要重视血压，测量血压，发生高血压一定要控制，并不是因为高血压会导致头晕、头痛，而是因为高血压如果不控制或控制不好，极有可能导致心脑肾大血管方面的严重疾病。这些疾病基本上都不可逆，甚至会致残、致命。

　　即使你们听烦了，我也必须一而再、再而三地告诉大家，要重视血压，高血压确实要控制，因为高血压就是一个沉默的杀手，就是一颗不定时炸弹。

　　沉默的杀手，也是杀手，会致命；炸弹没爆炸之前，风平浪静，一旦爆炸，将如狂风恶浪！

　　我们只有积极科学地控制高血压，才能远离这个沉默的杀手，才能拆除这颗不定时炸弹。

　　您现在如果不信，我相信下面这些病例会说服您。

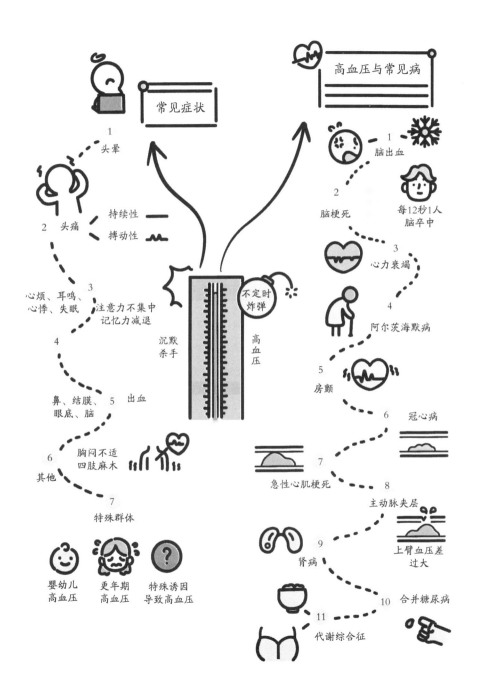

常见症状

1 头晕

2 头痛 — 持续性 ——
搏动性 ∿

3 注意力不集中
记忆力减退
心烦、耳鸣、
心悸、失眠

4 出血
鼻、结膜、
眼底、脑

5

6 其他
胸闷不适
四肢麻木

7 特殊群体
婴幼儿
高血压
更年期
高血压
特殊诱因
导致高血压

不定时
炸弹

沉默
杀手
高血压

高血压与常见病

1 脑出血

2 脑梗死
每12秒1人
脑卒中

3 心力衰竭

4 阿尔茨海默病

5 房颤

6 冠心病

7 急性心肌梗死

8 主动脉夹层

9 肾病
上臂血压差
过大

10 合并糖尿病

11 代谢综合征

! **高血压的危害有多大？**
真实记录：高血压毁了我朋友一家！

胖姐，一家餐馆的老板，5 年前才 30 岁。胖姐的妈妈有多年的高血压病史，后来长期高血压导致动脉粥样硬化加重，引发急性前壁心肌梗死，我们对她进行了抢救，开通了血管。但胖姐的妈妈因心肌梗死面积太大，即使开通血管，做完心脏支架手术，也没有逃脱心力衰竭（简称"心衰"）的折磨，后来反复住院。

因为她妈妈反复住院，胖姐每次都找我，我们就熟悉了。我告诉胖姐："你妈妈有高血压，如今又有心肌梗死，你这么胖，也需要注意，得监测血压、血糖、血脂。"

胖姐说："我的血压是 170/100mmHg，没事，没什么感觉。"

我说："你妈妈有多年高血压，开始也觉得没事，现在怎么发生心肌梗死、心力衰竭了？"

胖姐说："等妈妈病情稳定了，我再控制。"

她妈妈4年前因为心力衰竭加重离世了！

高血压并不会等人，而是一直悄悄地害人。

2021年元旦，我正在外面和朋友聚会，胖姐的老公打来电话，说胖姐不会说话了，半个身子也不能动弹了，问我怎么办。

我让他赶紧拨打120急救电话。他说已经打了，想让我再嘱托医生多关照。

胖姐被送到医院时，已经出现大面积脑梗死！

因为年轻，加上积极的抢救，经过3个月的康复，胖姐生活能够自理了，但走路还是一瘸一拐。她开始好好控制血压了，可是现在不仅要吃降压药，还要吃阿司匹林和他汀类。本来降压药就能搞定的事情，最后差点让她丢了性命，她还得吃更多的药，并且面临偏瘫的风险。

祸不单行，胖姐的弟弟不到30岁的时候，也因为高血压发生了心力衰竭。

这就是高血压对一个家庭的影响。胖姐一家四口，除其父亲身体还可以外，母亲因高血压而出现动脉粥样硬化，后发生急性心肌梗死、心力衰竭而去世；胖姐自己患高血压导致的急性脑梗死偏瘫，差点送了命；弟弟也因高血压发生心力衰竭！

我们一直想知道高血压到底有多可怕，一直好奇高血压到底能给身体带来什么坏处。很多人得了高血压还存在侥幸心理，觉得高血压不会伤害自己，但胖姐一家人的经历告诉了我们事实！

高血压一直以来被我们称为"沉默的杀手"，虽然沉默，但仍然是杀手！

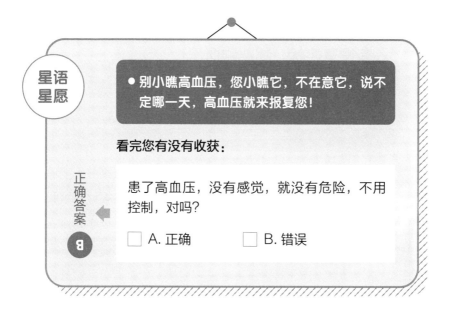

星语星愿

● 别小瞧高血压，您小瞧它，不在意它，说不定哪一天，高血压就来报复您！

看完您有没有收获：

患了高血压，没有感觉，就没有危险，不用控制，对吗？

☐ A. 正确　　☐ B. 错误

正确答案

B

第二节 ｜ 高血压最可怕的是没有症状

 有没有症状，都要测血压！

　　我国有 3 亿成年高血压患者，几乎每 4 个成人中就有 1 个患高血压，这个比例非常高。一个非常严峻的现实是，统计显示我国高血压的知晓率只有 48%，也就是说目前大约只有一半高血压患者知道自己有高血压，另一半高血压患者根本不知道自己有高血压。原因就是大部分高血压患者没有症状，从而不会去测量血压，也就不知道自己有高血压。大部分高血压患者初期没有任何症状，所以没发现高血压，或者发现后也不在意。有些高血压患者在几年甚至更长的时间里都没有症状，但没有症状不代表没有伤害，恰恰相反，伤害是持续的，直到有一天就可能成为危及生命的大问题。

一、高血压的常见症状

1. 头晕

头晕为高血压最多见的症状，有些是一过性的，有些是持续性的。患者头部会产生沉闷感，严重时会影响工作学习，使其对周围事物失去兴趣。当您头晕时，要想到是不是有高血压，要先测血压。

2. 头痛

头痛也是高血压的常见症状，多为持续性钝痛或搏动性胀痛，甚至是炸裂样剧痛或太阳穴及后脑跳痛，所以头痛时要先测量血压。

3. 烦躁、心悸、失眠、耳鸣

血压升高后，一些人常出现烦躁、耳鸣、心悸、失眠等症状。失眠多表现为入睡困难或早醒、睡眠不实、噩梦纷纭、易惊醒。所以有以上症状，一定要测血压。

4. 注意力不集中、记忆力减退

一些人注意力容易分散，记忆力减退，常很难记住近期的事情，这时候需要测血压，看是否有高血压。

5. 出血

高血压可致脑动脉粥样硬化，使血管弹性减小、脆性增强，进而使血管破裂出血。其中常见鼻出血，还会发生结膜出血、眼底出血甚至脑出血等。据统计，在大量鼻出血的患者中，大约80%患高血压。所以，出血尤其鼻出血时需要测量血压。

6. 其他症状

高血压患者还会出现胸闷、疲劳、四肢麻木等症状。

二、特殊群体的高血压症状

妊娠高血压由妊娠诱发，主要症状为蛋白尿、水肿，严重者可发生抽搐、昏迷甚至死亡。

婴幼儿高血压可表现为烦躁、过于兴奋、夜间尖声哭叫、生长发育迟缓等。

更年期高血压可表现为腰膝酸软、水肿等症状。

特殊诱因导致的高血压有特殊的症状，如颈性高血压表现为肩颈部疼痛、上肢麻木不适，肾性高血压可出现腰背或肋腹部疼痛。

三、长期没有症状发展为恶性结果

很多疾病如高血压、糖尿病、高脂血症等，早期都没有症状，甚至当血管已经出现狭窄，只要狭窄程度小于70%，大部分患者也没有任何症状，但没有症状不代表没有危险。有高血压典型症状者不多，甚至在高压高达200mmHg的患者中，无症状或症状轻微者也不少见。高血压没有症状，也可能出现以下损伤。

1. 心脏损伤

长期高血压会导致动脉粥样硬化加重，引起冠心病、心绞痛、心肌梗死甚至猝死；长期高血压会引起心脏增大，进而引发心力衰竭，导致患者出现胸闷、呼吸困难等症状，缩短寿命；长期高血压还会引起心律失常、心房颤动（简称"房颤"），进而引起血栓性脑梗死。

2. 脑部损伤

高血压一旦没控制好，可能会引发脑梗死、脑出血，导致偏瘫、失语，甚至死亡。

3. 肾脏损伤

长期高血压可能导致肾小动脉硬化、肾功能减退，可引起夜尿增多、多尿、蛋白尿、管型尿、血尿及尿浓缩功能低下，进而导致肾功能不全、肾衰竭。

4. 大血管损伤

高血压长期不控制，会造成人体最大的动脉血管破裂，引发主动脉夹层（这种病十分危险），以至患者出现胸部撕裂样疼痛。

5. 眼部损伤

长期高血压可能引发眼底出血、急性闭角型青光眼、视觉衰退，导致患者眼睛干涩、发红、疼痛、有灼热感或异物感及眼皮沉重、头痛、视力下降等。

四、没有症状是最大的危害

从一定角度来说，高血压早期有症状倒是好事情，因为可以早发现、早治疗高血压。但如果高血压没有症状，一方面很多人发现不了高血压，另一方面很多人发现了高血压也不在乎；等到高血压发展到中晚期，引发各种症状，已经影响心脑肾大血管及眼等器官时，就后悔晚矣！

所以，我们不能仅仅依靠是否出现头晕、头痛、烦躁、心悸、失眠、记忆力下降、出血、注意力不集中等症状来判断有没有高血压，我们必须主动去测量血压。当出现以上症状时，我们更要测量血压。

我们测血压花不了几分钟，可是耽误了高血压治疗，就可能影响一辈子！

我必须再次强调：没有不舒服的感觉，不代表没有高血压，不代表没有危害！

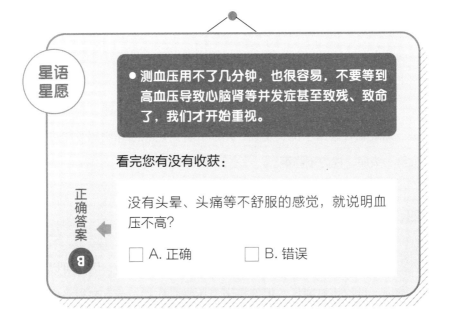

星语
星愿

● 测血压用不了几分钟，也很容易，不要等到高血压导致心脑肾等并发症甚至致残、致命了，我们才开始重视。

看完您有没有收获：

正确答案

没有头晕、头痛等不舒服的感觉，就说明血压不高？

☐ A. 正确　　　　☐ B. 错误

B

第三节 | 高血压——脑出血

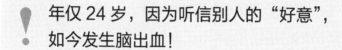

年仅 24 岁，因为听信别人的"好意"，如今发生脑出血！

小杨，内蒙古人，一个 24 岁的小伙子。

在我们眼里，"24 岁"是青春阳光的代名词，要么大学刚毕业，要么正在读研究生；要么奔驰在足球场上，要么穿梭在城市之中。

可是，24 岁的小杨却每天为自己患脑出血忧心忡忡，不知所措。

脑出血好像离我们很遥远，至少我们很难把脑出血和 24 岁的青年联系在一起，可是小杨就是那个不幸的青年，24 岁就发生了脑出血。

庆幸的是，他现在没有明显的后遗症；不幸的是，疾病在他的心里埋下了一颗忧郁的种子。

一、高血压年轻化

小杨的父母都有高血压，小杨也比较胖，身高 1.75m，体重接近 150kg。1 年前小杨发现自己有高血压，血压最高达 180/120mmHg。当小杨犹豫要不要吃降压药时，有一些"专家"告诉小杨："不能吃降压药，降压药毒性大，伤肝伤肾，你才 20 来岁，还没娶媳妇呢，把肾吃坏了怎么办？"

单纯的小杨就相信了这些"专家"，任由自己高达 180/120mmHg 的血压发展。

2018 年农历二月二，在这个"龙抬头"的日子，小杨的头没"抬"起来，血压高达 217/177mmHg，脑袋实在承受不了这么大的压力，脑血管崩裂，发生了脑出血。

脑出血急性期病死率很高，对于一个 24 岁的小伙子来说，发生这种疾病无异于掉进万丈深渊，小杨的最终检查结果就是高血压引起的脑出血。

庆幸的是，小杨年轻，且就诊及时，身体没有留下明显的后遗症，这也是不幸中的万幸。

一个 24 岁的人经历一次脑出血后，每日每夜都会想到一系列问题：会不会哪天又出现脑出血？会不会偏瘫？会不会死亡？

小杨越是告诉自己不要想这些，越是禁不住问自己相似的问题。

这时候小杨会想到那些叫他不要吃降压药的人吗？

可是这些人是谁？即使小杨能回忆起他们是谁，难不成还去找他们算账？

二、降压药到底能不能吃

降压药毒性大，伤肝、伤肾？这种想法是错误的。首先，任何正规的降压药不会直接伤肝、伤肾；其次，对于长期高血压，如果不积极控制，心脑肾都可能会受到伤害，我们不得不通过服用降压药来控制高血压，从而降低心脑肾等脏器病变的风险；最后，因为有高血压，才吃降压药，如果不吃降压药，任由高血压发展，危害会更大。

降压药的副作用只会发生在少数人身上，加之药物种类较多，可做出多种选择。一旦发现降压药副作用，及时处理，很少造成严重后果。

所以，有人说降压药伤肝、伤肾，这本身就犯了理论错误、逻辑错误！

三、血压不稳定要怎么调节

小杨通过自己的努力，把体重减到 120kg，每天坚持做有氧运动，但最近血压不是很稳定，于是找到我。我给小杨的建议如下。

第一，接受正规治疗，放松心情，只要血压控制得好，以后生活也不受影响，别胡思乱想。

第二，体重还得再减。随着体重的减轻，血压还会再降一些。

第三，冬季不要做室外运动。寒冷刺激会增加心脑血管风险，容易升高血压，甚至引发脑梗死、脑出血，高血压、心脑血管疾病患者可以坚持做室内运动。

第四，可以先调整药物，但必须以健康生活为基础，并监测血压。

小杨继续坚持着自己的健康生活，积极控制体重。虽然小杨得了脑出血，但"亡羊补牢，为时不晚"，小杨现在做得不错。我和小杨建立了长期的联系，我愿意帮助小杨控制血压，陪他走出脑出血的阴影！

四、什么是高血压性脑出血

高血压性脑出血多发于男性，冬春季易发，通常在活动和情绪激动时易发，出血前多无预兆。部分患者可能出现头痛，并且症状很剧烈，常呕吐，出血后血压升得更高，常在数分钟至数小时内达到高峰。临床症状、体征因出血部位及出血量不同而不同，基底核、丘脑与内囊出血引起轻偏瘫是常见的早期症状；少数病例出现癫痫性发作，常为局灶性；重症者迅速进入意识模糊或昏迷状态。

脑出血是指非外伤性脑实质内血管破裂引起的出血，占全部脑卒中的 20%~30%，急性期病死率为 30%~40%。

脑出血的主要原因是没有发现高血压，或高血压没有得到有效控制，或高血压合并动脉粥样硬化、糖尿病、高脂血症、微动脉瘤或微血管瘤、脑血管畸形、硬脑膜动静脉畸形、淀粉样脑血管病、囊性血管瘤、颅内静脉血栓形成、特异性动脉炎、真菌性动脉炎、烟雾病和动脉解剖变异、血管炎、瘤卒中等。此外，脑出血的原因还包括血液因素抗凝、抗血小板或溶栓治疗、嗜血杆菌感染、白血病、血栓性血小板减少症等，也包括其他因素，如颅内肿瘤、酒精中毒及交感神经兴奋药物等。气候变化、吸烟、酗酒、食盐过多、体重过重、血压波动、情绪激动、过度劳累等也可能诱发脑出血。

美国《高血压》杂志在线发表的近 8 万人开滦研究最新数据表明，与高压（收缩压）正常（<120mmHg）的人相比，高压持续在 170mmHg 的人，脑出血风险增加 11.4 倍。

2020 年 3 月《国际高血压》杂志上发表的文章显示，高压每增加 20mmHg，脑出血风险增加 23.9%；低压（舒张压）每增加 10mmHg，脑出血风险增加 22.8%。

急性脑出血的降压治疗：高压高于 220mmHg 时，应积极使用静脉降压药物降低血压；低压高于 180mmHg 时，可使用静脉降压药物控制血压。160/90mmHg 可作为参考的降压目标值。

五、脑出血有哪些先兆

脑出血和脑梗死常出现相同的临床表现，我们很难以症状来区分它们，必须到医院做完CT（电子计算机断层扫描）检查才能明确判断。脑出血常见的症状如下。

第一，头痛头晕。头痛是脑出血的首发症状，常常位于脑出血一侧的头部。颅内压增高时，疼痛可以发展到整个头部。头晕常与头痛伴发，特别是在小脑和脑干出血时。

第二，偏瘫、失语。运动障碍以偏瘫多见，言语障碍主要表现为失语和言语含糊不清。

第三，呕吐。约一半患者发生呕吐，可能与脑出血时颅内压增高、眩晕发作、脑膜受到血液刺激有关。

第四，瞳孔不等大。常发生于颅内压增高而出现脑疝的患者，患者还可能有偏盲和眼球活动障碍。脑出血患者在急性期常常两眼凝视大脑的出血侧（凝视麻痹）。

第五，嗜睡、昏迷。其程度与脑出血的部位、出血量和速度有关。大脑较深部位的短时间内大量出血，大多会导致意识障碍。

大部分脑出血和高血压密切相关，只要我们能早发现、早控制高血压，那么大多数时候高血压性脑出血就能够避免。

那些建议别人不吃药、乱吃药、乱停药的做法，无异于谋杀!

医学是一门专业性很强的学科，岂能用"好心"替代？如果真的"好心"帮助人，那就一定建议别人去正规医院看医生，而不要听"专家"的谬论!

星语星愿

● 医生治病是一件很专业的事情。我们本科学习 5 年、研究生学习 3 年、博士学习 3 年后，都不敢轻易给患者看病，还得见习、实习，跟着老师继续学习，最后才敢看病。为什么那么多非医学专业的人就敢轻易指导别人要不要吃药？谁给他们的勇气、胆量、权力？

看完您有没有收获：

正确答案

B

降压药伤肝、伤肾，有高血压，只要没有感觉，为了避免药物副作用，可以不吃药？

☐ A. 正确　　☐ B. 错误

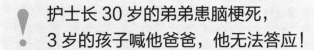

护士长 30 岁的弟弟患脑梗死，
3 岁的孩子喊他爸爸，他无法答应！

护士长的弟弟发生脑梗死了！

交班的时候，我们听到这个消息后非常震惊。她弟弟才30 岁，怎么会发生脑梗死呢？听说还很严重！

当天上午我就和几个医生去看望她弟弟。

她弟弟静静地躺在病床上，旁边坐着一位年轻的女士和一位小女孩，小孩可能是刚学会说话，口齿不清地喊着"爸爸"，可是她爸爸已经不能回答她了。

他没有说话，因为他出现了失语症。

他没有动弹，因为他发生了偏瘫。

我们看着他，不知道说什么好。

后来，护士长流着眼泪对我们说，她弟弟平时除上班外，就坐在电脑前打游戏，左手夹着一支烟，时不时地喝几口他最爱的可乐，右手拿着鼠标，有时还双手操作键盘。

夏天他就光着上身、挺着大肚子坐在电脑前；冬天就穿着大棉袄坐在电脑前，年复一年。

他很少吃早餐，午餐和晚餐都是外卖，因为很"忙"——忙着打游戏。

现在终于不用那么"忙"了，可以躺在病床上好好"休息"了。

他上大学时就不爱运动，只喜欢玩电脑，长得也胖。护士长说那时候就发现弟弟血压高，让他减肥，他就是不减，让他少喝可乐，他就是不听，估计那时候他就偷偷抽烟，上班以后就公开抽烟了。抽烟、长期喝碳酸饮料、不控制体重、不运动、不控制高血压，这些明显的问题并没有引起他的警惕！

上班后他依然坚持这样的生活方式，连吃饭都不去食堂，外卖直接送到宿舍。

抽烟，喝饮料，不运动，无视自身的肥胖，熬夜，一直吃油腻的外卖，这样能不出现高血压吗？出现了高血压不控制，能不发生脑梗死吗？

护士长说着说着就哽咽了！

一、高血压为何引起脑梗死

患了高血压，如果不控制血压，随着病情的发展，细小动脉渐渐硬化，中等及大动脉发生内膜脂质沉积，形成动脉粥样硬化斑块，最终颈动脉斑块破裂形成血栓，血栓堵塞脑血管就引起脑梗死。

二、控制血压能明显降低脑梗死风险

依据《中国卒中报告 2019》，我国是心脑血管疾病的高发国家，我国脑卒中患者大约有 1 300 万，这一人数还在增加。《循环》杂志发表的中国脑卒中疾病负担横断面调查研究显示，缺血性脑卒中（脑梗死）占 69.6%~77.8%。其中的一个主要原因是中国是高血压高发大国，高血压患者如果不科学有效地控制高血压，那么可能发生脑梗死。

《中国脑卒中防治报告（2018）》指出，我国每 12 秒就有 1 人发生脑卒中，每 21 秒就有 1 人死于脑卒中。脑卒中是中国人的第一大死亡病因。研究显示，在高血压合并脑卒中的患者中，尽管 70% 的人知道自己患高血压，但接受降压治疗且血压控制在目标范围内的患者只有 20%。

《美国医学会杂志》子刊发表的一项美国调查显示，有脑卒中病史的人存在严重的高血压治疗不足的情况，超过 1/3 的人血压未达标，血压都高于 140/90mmHg。

2020 年 3 月《国际高血压》杂志发表的研究显示，高压每增加 20mmHg，脑梗死风险增加 30.7%；低压每增加 10mmHg，脑梗死风险增加 11.2%。

《中国高血压防治指南（2018 年修订版）》指出，高血压药物治疗能使脑卒中复发风险显著降低 22%。

三、高血压导致脑梗死的血压预警

对于病情稳定的脑梗死患者，血压高于 140/90mmHg 时应启动降压治疗，降压目标为 140/90mmHg 以下。

急性脑梗死并准备溶栓的高血压患者，血压应控制在 180/110mmHg 以下。

病情稳定的脑卒中患者，降压目标应为 140/90mmHg 以下。

对于颅内大动脉粥样硬化性狭窄（狭窄率 70%~99%）导致的缺血性脑卒中或短暂性脑缺血发作患者，建议血压降到 140/90mmHg 以下。

四、预防是阻断脑梗死发生的最佳方法

我们不能存在侥幸心理，如果患高血压，不积极地控制，发生脑梗死的风险就明显增加。并不是患高血压就一定会发生脑梗死，问题是怎么判断高血压是否会引发并发症。疾病的发生是一个概率问题，如果您愿意拿自己的健康和生命去赌，赌自己不会因为高血压发生脑梗死，那么您也可以试着不吃药，但前文中护士长 30 岁的弟弟就是活生生的例子！

如果能回到过去，护士长的弟弟肯定坚持健康的生活方式，肯定积极地控制血压，就算为了自己的孩子，他也愿意好好吃药，控制血压。

可是生活无法重来！

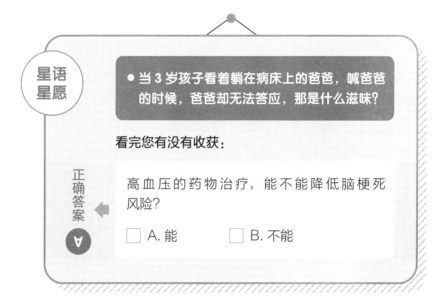

星语星愿

● 当 3 岁孩子看着躺在病床上的爸爸，喊爸爸的时候，爸爸却无法答应，那是什么滋味？

看完您有没有收获：

高血压的药物治疗，能不能降低脑梗死风险？

☐ A. 能　　　☐ B. 不能

正确答案 A

第五节 | 高血压——心力衰竭

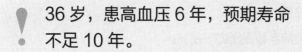

> 36 岁，患高血压 6 年，预期寿命
> 不足 10 年。

陆老板，36 岁，烤肉店老板，高大魁梧，皮肤黝黑，夏天流的汗比别人多得多，流汗时看着像烤肉架上的烤肉在流油。

陆老板最近感觉乏力、气短，特别是晚上生意忙的时候更为明显，常常后半夜睡着后就因胸闷难受而醒来，需要坐一会儿才舒服。

在妻子的多次劝说下，他才来看病。

他测完血压，结果高达 210/110mmHg。我说："您血压怎么这么高？"

他很淡定地说："好几年了，也没啥感觉，不耽误吃、不耽误喝，平时抽烟、喝酒、吃烧烤一样不落下。"

我说："平时没有不舒服的感觉不代表没有危险，您先去做个心电图和心脏彩超检查，估计心脏增大了！"

她说："怎么会？不就是高血压吗？还能把心脏弄大了？"

我说："您现在乏力、气短，晚上胸闷，需坐起来呼吸，都是心力衰竭的表现，您做完检查回来咱们再确定。"

果不其然，心脏彩超提示心脏增大，高血压性心脏病，射血分数为 36%（正常值为 55%~65%）。

结合患者症状，可明确诊断为心力衰竭，心功能为 4 级，随后收住院。

我给陆老板提出如下建议。

第一，积极控制血压，先把血压降到正常值，监测血压。

第二，科学治疗心力衰竭，预防心脏进一步增大，降压药以普利（血管紧张素转换酶抑制剂）及洛尔（β 受体阻滞剂）类降压药为主，一方面可以降低血压，另一方面可以治疗心力衰竭。如果服用普利类药物不舒服，可以改服沙坦类药物，当然也可服用治疗心力衰竭的最新药物——沙库巴曲缬沙坦钠片。

第三，半年复查一次心脏彩超，监测心脏结构的变化。

第四，戒烟、戒酒，低盐、低油、低糖饮食。

第五，调整休息时间，保证有效充足的睡眠。

后来他妻子偷偷问我："以后怎么办，还能活多久？"

我说："这个很难说，慢性心衰患者一般活 5~10 年。"

别让高血压这个本来可以治疗的疾病，发展为难治、难控制甚至缩短我们寿命的疾病，到时后悔也来不及！

一、心功能分级

1 级：患者有心脏病，但体力活动不受限制。一般体力活动不引起疲劳、心悸、气喘、胸闷、呼吸困难等。

2 级：患者有心脏病，以致体力活动轻度受限制。休息时无症状，一般体力活动引起疲劳、心悸、气喘、胸闷、呼吸困难等。

3 级：患者有心脏病，以致体力活动明显受限制。休息时无症状，但轻微体力活动可引起疲劳、心悸、气喘、胸闷、呼吸困难等。

4 级：患者有心脏病，休息时也有心功能不全的表现，出现疲劳、心悸、气喘、胸闷、呼吸困难等，进行任何体力活动时症状明显加重。

二、高血压性心脏病概述

长期高血压引起的心脏结构和功能改变称为高血压性心脏病，表现为早期左心室舒张功能减退、左心室肥厚，逐步发展为心肌收缩功能减退，最终发生心力衰竭。

1. 左心室肥厚

高血压左心室肥厚首先反映在室间隔增厚上，后者是心脏大小循环共有的部分，对左右心室的收缩功能有十分重要的作用。

2. 舒张功能减退

在高血压早期心脏功能改变中，舒张功能减退约占 11%。

3. 收缩功能减退

长期血压升高，引起后负荷过度增高、血管壁增厚、心脏向心性肥厚及舒张期松弛性受损，最终出现心肌收缩力下降，心腔增大，心室舒张末期容量增大，心室充盈压和心房压力均增高，肺静脉回流受阻，发生高血压性心脏病、急性或慢性左心衰竭。

有研究显示，70%的心力衰竭为高血压所致，同时可能出现冠心病、心房颤动等并发症。

研究显示，血压每降低10mmHg，心力衰竭风险显著降低28%。如果能把高压降到120mmHg以下，患者心力衰竭的发生率显著降低38%，心血管疾病死亡率显著降低43%。

这些研究足以表明高血压对心脏的危害，而控制血压可以明显降低心力衰竭风险。

三、高血压性心脏病的临床表现

（一）早期表现

早期表现一般不典型，患者可无明显症状，也可能出现头晕、头痛等高血压的一般症状，无特殊性。

（二）进展期表现

1. 左心室舒张/收缩功能异常，可导致肺淤血

第一，劳力性呼吸困难，一活动就喘。

第二，平卧时出现气急，坐起后好转。

第三，活动量不大，但呼吸困难，严重时可在睡梦中惊醒。

第四，严重时出现端坐呼吸、咳嗽，咳粉红色泡沫痰。

2. 左心衰竭可导致右心室功能下降，造成全心衰竭

第一，颈静脉明显充盈。

第二，右上腹疼痛，并出现肝大现象。

第三，双下肢水肿，严重时全身水肿。

第四，少尿。

我之所以一直提醒大家早预防、早发现、早治疗高血压，就是因为高血压长期不控制会出现很多并发症，并不是没有不舒服的感觉就不会有危险。

心力衰竭 5 年和肺癌的死亡率近似，慢性心力衰竭 5 年死亡率为 50%，严重心力衰竭 1 年死亡率为 20%，绝大多数心力衰竭是因为长期高血压得不到有效控制而出现的。

四、降压目标和降压药选择

对于高血压合并心力衰竭患者，建议降压目标为 130/80mmHg。

高血压合并慢性射血分数降低的心力衰竭患者推荐应用普利类（不能耐受者可服用沙坦类，且仅限于缬沙坦、氯沙坦、坎地沙坦）、洛尔类和螺内酯以及列净类药物。这 4 种药物被称为心力衰竭药物治疗的四大基石用药！

症状比较明显的心力衰竭患者，或有明显水肿的心力衰竭患者多数需服用利尿剂，它也有良好的降压作用。如仍未能控制高血压，推荐应用地平类降压药。

不推荐应用唑嗪类降压药（α 受体阻滞剂）、中枢性降压药

（如莫索尼定）。

一旦高血压发展为心力衰竭，只能延缓心脏增大的速度，很难缩小已经增大的心脏。

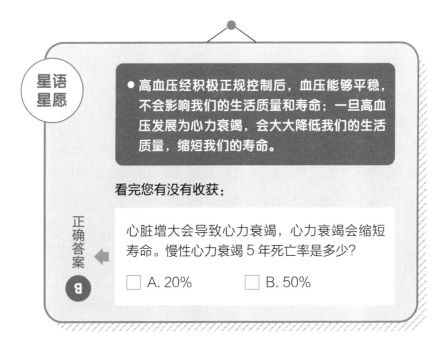

星语星愿

● 高血压经积极正规控制后，血压能够平稳，不会影响我们的生活质量和寿命；一旦高血压发展为心力衰竭，会大大降低我们的生活质量，缩短我们的寿命。

看完您有没有收获：

心脏增大会导致心力衰竭，心力衰竭会缩短寿命。慢性心力衰竭 5 年死亡率是多少？

☐ A. 20%　　　☐ B. 50%

正确答案 B

> **!** 长期高血压增加阿尔茨海默病风险，
> 过了 40 岁更要控制好血压！

　　有一天，一对老夫妻来医院检查，老爷子有高血压，最近总觉得心脏不舒服，所以要住院检查。老太太说顺便也给她自己办个住院检查。

　　后来才知道，老太太办住院的主要原因是想陪着老爷子，因为老爷子有多年高血压，现在有阿尔茨海默病（又称老年痴呆），有时候不认识人，表达不清楚，所以老太太不放心。

一、什么是阿尔茨海默病

　　阿尔茨海默病是以进行性认知功能障碍和行为损害为特点的中枢神经系统退行性病变，老年或者接近老年时多发，主要表现为失忆、失语、失认、视空间能力损害、抽象思维和计算能力损害及人格和行为改变。

　　复旦大学附属华山医院和青岛市立医院研究人员联合发表在

《高血压》杂志上的一项荟萃分析显示，在阿尔茨海默病发生前3~4年，大脑就有了变化。阿尔茨海默病已成为我国人群第五大杀手，并且在过去13年间该病死亡人数增长了62.4%。全球有近5 000万阿尔茨海默病患者，到2050年，这一人数估计会增加到1.52亿。

二、阿尔茨海默病的表现

阿尔茨海默病初期表现为记忆力、学习能力、注意力、执行力、语言表达能力下降，但不影响日常生活。

随着病情加重，患者逐渐出现以下症状：远近期记忆减退，不认识人，找不到回家的路，变得焦虑、消极；言语重复，计算力、判断力严重受损，失语、失认、失用，易急躁，无法独自穿衣进食，甚至随地大小便；言语丧失，生活不能自理，记忆力丧失，肌肉萎缩，瘫痪，最后因感染等各种并发症死亡。

三、高血压与阿尔茨海默病

研究显示，与老年时发生高血压相比，中年时发生高血压更易发生阿尔茨海默病。

中年时发生高血压，认知功能障碍风险增加55%，执行功能障碍风险增加22%，阿尔茨海默病风险增加19%。

另外，高压升高时阿尔茨海默病风险增加54%，低压升高时阿尔茨海默病风险增加50%。中年时高压大于130mmHg，阿尔茨海默病风险增加 34%。

老年人如果高压较高、低压较低或血压波动大，阿尔茨海默病风险也明显增加。

《美国医学会杂志》刊登的一项研究显示，强化降压（高压在120mmHg 以下）比标准降压（高压在 140mmHg 以下）更能降低轻度认知损伤风险，而轻度认知损伤是阿尔茨海默病的风险因素之一。

应用降压药物超过 5 年，阿尔茨海默病风险降低 43%，可见降压与阿尔茨海默病关系密切。

四、阿尔茨海默病的发病原因

2020 年《柳叶刀》杂志发表的最新研究报告指出，有 12 个因素会影响阿尔茨海默病的进程和发病率。

教育程度低、听力损失、吸烟、高血压、肥胖、不运动、不善于社交、抑郁、糖尿病与 34% 的阿尔茨海默病患者有关。其中有 3 个因素影响最大，教育程度低与 7% 的阿尔茨海默病患者有关；听力损失与 8% 的阿尔茨海默病患者有关；吸烟与 5% 的阿尔茨海默病患者有关。

除以上 9 个因素外，《柳叶刀》还指出了头部受伤、过量饮酒和暴露于空气污染这 3 个阿尔茨海默病危险因素，这 3 个危险因素与 6% 的阿尔茨海默病患者有关。

阿尔茨海默病是由基因、生活方式和环境因素共同作用的结果，病因还不明确。

在我们国家，早期受教育水平低、高血压、体力活动不足、肥胖、吸烟、听力损失对阿尔茨海默病的影响很大。

我们要监测血压，尤其过了 40 岁，如果发现高血压，要尽可能把血压控制在 130/80mmHg 以内，控制血压能预防阿尔茨海默病。

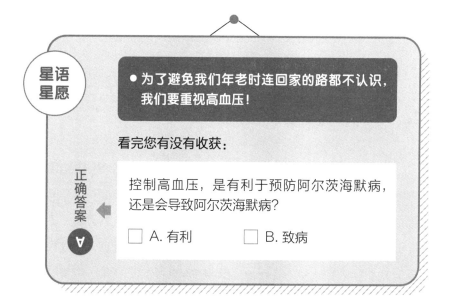

星语星愿

● 为了避免我们年老时连回家的路都不认识，我们要重视高血压！

看完您有没有收获：

正确答案 A

控制高血压，是有利于预防阿尔茨海默病，还是会导致阿尔茨海默病？

☐ A. 有利　　☐ B. 致病

第七节 | 高血压——房颤

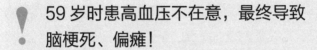
59 岁时患高血压不在意，最终导致脑梗死、偏瘫！

59 岁的老张患高血压 9 年，一直不愿吃药控制，1 年前开始出现心悸；测量血压的时候显示心跳一会儿快、一会儿慢，就来看病了。

老张被确诊为房颤，医生建议不但要积极控制血压，还得抗凝预防血栓和脑梗死。老张按照医生的建议有规律地吃药，随着时间的推移，他不心悸了，就不愿吃药了。后来复查心电图，结果仍是房颤，医生告诉他是因为习惯了房颤这种感觉，所以不心悸了，但血压仍需要控制，抗凝药物也必须使用，要不然房颤还会引发血栓。

因为老张本身很抵触吃药，所以才会有多年高血压也不去控制，导致了房颤。好了伤疤忘了疼，这次老张伤疤没好，就忘了疼，老张没有什么感觉了，于是就不再听医生的建议，自行把抗凝药物停掉了。

有一天吃晚饭时，老张突然摔倒，被送到医院后确诊为

033

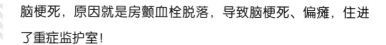脑梗死，原因就是房颤血栓脱落，导致脑梗死、偏瘫，住进了重症监护室！

一、高血压会导致房颤

高血压是房颤的重大危险因素。高血压容易导致左心房增大、左心室肥厚、心功能降低。高血压会引起脑梗死，房颤也会导致脑梗死，如果在高血压之后出现房颤，那脑梗死的危险就更大。

房颤是最常见的心律失常。心脏有两个心房、两个心室，正常心搏有一定的顺序。

出现房颤时，心房无规律地颤动，不能正常收缩、舒张，这就导致心跳不整齐、毫无规律。

简单地说，正常心跳是有规律的，房颤时心跳没有任何规律。

二、房颤的危险

预计到 2050 年，我国房颤患者中男性占 520 万，女性占 310 万。60 岁以上的人有 1% 出现房颤，随着年龄增长，发生率成倍增加，70 岁以上的人房颤发生率为 10%。

房颤的危害巨大，可使脑卒中风险增加 5 倍，心力衰竭风险增加 3 倍，死亡风险增加近 2 倍，显著降低患者的生活质量，也给家庭和社会带来一定的医疗负担。

约 20% 的脑梗死是由房颤导致的。出现房颤时，心房不能规律地收缩和舒张，血液容易凝固形成血栓，血栓如果脱落随血液循环，栓塞在脑血管的概率最大，危害也最大，可导致脑梗死甚至死亡。研究显示，合并房颤的脑梗死致残率明显大于其他情况的脑梗死。

长期房颤也会引起心力衰竭，而心力衰竭又会加重房颤，从而形成恶性循环。研究表明，心力衰竭患者中房颤的年发生率约为54%，房颤患者中心力衰竭的年发生率约为33%。合并心力衰竭的房颤患者，远期预后差，住院率高，死亡率高。

三、房颤的症状

不仅长期高血压会导致房颤、风湿性心脏病、冠心病，年龄大了，慢性肺病等也可能会引起房颤。甲状腺功能亢进症、糖尿病、心肌病等疾病，以及长期饮酒、过度劳累、抽烟等不良生活方式也会引起房颤。

初发房颤时，大部分人会有心悸、胸闷、气短、头晕等感觉，还有人可能出现乏力、多尿等症状。随着房颤持续时间延长，患者就逐渐适应了这种感觉，就不会感到不舒服了，甚至有一部分房颤患者呈隐匿性，不知道自己发生房颤了。

如有心悸等不适，及时检查心电图可判断是否有房颤。老年人尤其合并症较多的老年人，建议定期检查心电图，以便及时发现隐匿性房颤。在理论上，动态心电图有助于诊断房颤。

四、房颤的治疗

房颤会长期伴随患者，没有完美的治疗办法。

1. 初发房颤的治疗

对于初发房颤，应尽可能把房颤转复成窦性心律（正常心律）。目前我们常用的转复药物包括胺碘酮、普罗帕酮、索他洛尔等，但这些药物一方面有副作用，另一方面不能保证长期有效。长期服用胺碘酮可导致甲状腺功能异常、肺间质纤维化、心动过缓等。现有药物维持窦性心律的效果有限，只能减少房颤发作，而不能从根本上消除房颤。

射频消融术虽然可以根治房颤，但费用较高，疗效一般，成功率为 50%~60%，且复发率较高。

2. 预防血栓是关键

房颤最大的危害就是造成血栓，血栓脱落后引发脑梗死，所以预防血栓就是预防脑梗死！

抗凝治疗可使脑梗死风险降低 60%~70%。我们临床常用 CHA2DS2-VASc 积分指导抗凝治疗。

心力衰竭、高血压、糖尿病、血管病、女性、年龄为 65~74 岁分别积 1 分，既往栓塞史、年龄为 75 岁及以上分别积 2 分，总分≥2 分的患者是脑卒中高危患者，建议抗凝治疗。

常用抗凝药有华法林、达比加群酯、利伐沙班。

华法林的应用已久，个体差异比较大，与很多食物、药物相互作用，从而影响药效。在服药期间需要经常抽血化验，监测国际标准化比值（INR），据此调整剂量，目标 INR 为 2.0~3.0，既降低出血风险，又能有效抗凝。因为华法林服用过少不起作用，过量会导致出血，而且需要经常抽血化验INR，所以华法林的服药依从性不佳，很多人不愿意服用。

达比加群酯、利伐沙班由于起效迅速、剂量固定、与食物及药物相互作用小等，逐渐被大家接受，但安全性有待进一步提高，费用也高，且并非适合所有房颤患者。

全球房颤抗凝药物的应用率约为34.4%，而我国仅为13.5%。很多房颤患者只要没感到不舒服，就不愿做抗凝治疗，但没感到不舒服不代表没有风险。大家应了解房颤危害，培养抗凝意识。

3. 控制心率

房颤初发时，通常心率较快，不但给患者带来不适，而且增加急性心衰风险。所以控制房颤发作时的快速心室率，能降低心衰风险，提高患者的生活质量和运动耐量，预防心肌病。

对于心室率偏快的房颤，常用的药物有钙通道阻滞剂（地尔硫䓬）、洛尔类药物、洋地黄类（毛花苷C、地高辛）、胺碘酮、索他洛尔、普罗帕酮等，根据具体情况选择药物。

4. 左心耳封堵

非瓣膜性房颤90%以上的血栓来自左心耳。左心耳封堵术或外科手术是通过预防左心耳血栓脱落，来预防脑梗死，可作为抗凝药物治疗的补充替代治疗。

房颤并不只会引起心悸，还会引起脑梗死、心衰，比我们想的可怕。房颤一旦发生，很难根治！

所以，如果有高血压，一定要早控制，以免引发房颤和脑梗死！

星语星愿

- 别把医生的话当成耳旁风，医生不会害您，至少绝大多数医生不会让您乱吃药。现在网络这么发达，您可以上正规的医学网站查查疾病的危害性，这有助于您加深对疾病的认识。

看完您有没有收获：

高血压患者出现心悸，应该怎么办？

正确答案

B

 A. 自己买药吃

 B. 去医院检查心电图

第八节 | 高血压——冠心病

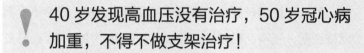 40 岁发现高血压没有治疗，50 岁冠心病加重，不得不做支架治疗！

　　10 年前，郭师傅 40 岁，体检时发现血压为 160/100mmHg，可是自己并没有不适，仗着自己年轻，不吃药，不控制饮食，不戒烟，不运动。

　　郭师傅如今已经 50 岁，最近 1 个月出现发作性胸痛，向后背放射，每次胸痛持续 5~10 分钟，伴随出汗。他看过医生，被诊断为心肌缺血，吃了好几天中药也不管用，后就诊于其他医院，测量血压为 170/108mmHg，医生说是心绞痛，让他住院做造影检查，可是郭师傅觉得没那么严重，只让医生先开药吃，医生建议他吃阿司匹林、他汀类、洛尔类、沙坦类等药物。

　　吃了两周药，血压降到 120/70mmHg，心率为 60 次 / 分，但胸痛并没有完全缓解，还是发作，于是郭师傅自行加上中药，想自己来一个中西医结合看看效果。结果还是没控制好，现在一天发作好几次，一走路就发作，有时候吃饭也会发作。

他不得不再次住院，医生给他做了造影检查，造影显示右侧血管狭窄 70%，左前方血管狭窄 60%，左后方血管狭窄 99%。于是在左后方血管即回旋支放了一枚支架。放完支架，郭师傅从手术室走回了病房，再也不犯胸痛了。

如果郭师傅 10 年前就好好控制血压，保持健康的生活方式，那么动脉粥样硬化也不至于发展得这么快，如今不但要吃降压药，还得吃很多治疗冠心病的药物，并且放了心脏支架。早知如此，何必当初？

一、什么是冠心病

冠心病的全称是冠状动脉粥样硬化性心脏病。冠状动脉就是心脏的动脉，粥样硬化就是血管内部有"垃圾"。这种"血管垃圾"即斑块导致心脏血管狭窄、供血不足，从而引起的心脏病就是冠心病。一般来说，发生冠心病时，心脏血管狭窄 ≥50%。

二、高血压如何引起冠心病

长时间高血压可引起细小动脉渐渐发生硬化，以及中等及大动脉出现内膜脂质沉积，从而形成粥样硬化斑块。这种变化容易发生在冠状动脉，渐渐就会引发冠心病。心血管内部的斑块越来越多，引起心绞痛，斑块破裂就会造成血栓，最后发生急性心肌梗死。

三、冠心病的预防

要预防高血压导致动脉粥样硬化加重，就要积极正规地控制高血压。患者应保持健康的生活方式，远离烟酒，低脂、低盐、低糖饮食，适当运动，控制体重，并正规地服用降压药。

四、高血压导致冠心病的治疗

在健康生活的基础上，还需选择正确的药物。冠心病的基础用药是阿司匹林和他汀类，如果心率快，要选洛尔类药物，一方面降低心率、控制心绞痛，另一方面控制血压；如合并心衰，降压药还可以选择普利或沙坦类，有时候加用螺内酯及利尿剂等。

冠心病和高血压的治疗有两方面，那就是健康的生活方式和正规的用药。

如果就诊晚，治疗晚，心血管动脉粥样硬化逐渐加重，就可能需要做支架或搭桥手术，严重的甚至会发生心肌梗死、猝死，危及生命。

五、高血压合并冠心病的降压

把血压降到 140/90mmHg 以下是高血压合并冠心病患者的第一降压目标，如能耐受，需把血压降至 130/80mmHg 以下，高龄患者的血压不宜过低。

稳定型心绞痛的降压药物首选是洛尔类、地平类或地尔硫䓬，它们可以降低心肌氧耗量，减少心绞痛发作。如果血压控制不理想，可以联合使用普利类、沙坦类或利尿剂。

非 ST 段抬高心肌梗死或不稳定型心绞痛的降压药物选择：恶化劳力型心绞痛患者仍以洛尔类、地尔硫革为首选，如血压控制不理想，可联合使用普利类、沙坦类或利尿剂。另外，当血管痉挛因素存在时，应该避免使用大剂量洛尔类，它可能诱发冠状动脉痉挛，应以地尔硫革为主。

急性 ST 段抬高心肌梗死的降压药物选择：在心肌梗死发生后长期服用洛尔类、普利类或沙坦类，可以明显改善远期预后，没有禁忌证者应尽早使用。血压控制不理想时可以联合使用地平类及利尿剂。

高血压是冠心病的一个主要原因，早发现、早控制高血压，可以大大降低冠心病风险。

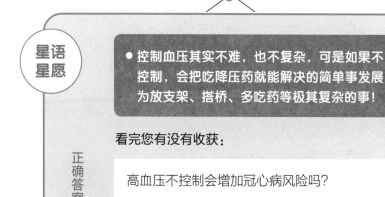

星语星愿

- 控制血压其实不难，也不复杂，可是如果不控制，会把吃降压药就能解决的简单事发展为放支架、搭桥、多吃药等极其复杂的事！

看完您有没有收获：

高血压不控制会增加冠心病风险吗？

☐ A. 会　　　☐ B. 不会

正确答案 A

第九节 | 高血压——急性心肌梗死

 59 岁临近退休，发生心肌梗死，
撒手而去。

59 岁的老周被救护车送到医院的时候，呼吸已经停止，即使医生进行了全力抢救——气管插管、心肺复苏，也无力回天，老周还是走了。

老周的老伴攥着老周冰冷的手一直哭喊："你说退休带我出国旅游呢？现在就扔下我一个，让我咋活呀……"

看着让人揪心！

老周是多年高血压患者，血压最高达 170/100mmHg，可是没有任何不舒服的感觉。有人劝他吃药，他说没事；也有人劝他别吃药，说药物副作用大，他觉得很有道理。他的理念就是："没有感到不舒服就没有病，我既然没感到不舒服，说明我就适合 170/100mmHg 的血压。"所以，老周依然抽烟、喝酒、吃肉，不控制高血压。

有一天半夜老周因心脏疼痛而醒来，浑身大汗，不敢对老伴说，一直忍着。快天亮了，老周实在忍不住了，让老伴给他找药吃，老伴一摸发现他浑身湿透了，赶紧给子女打电话，子女赶紧拨打 120 急救电话。救护车赶到的时候，老周的血压已经降到 90/60mmHg，而平时血压是 170/100mmHg。老周已经休克，心电图提示急性心肌梗死。医生给老周服了阿司匹林和替格瑞洛，在被送往胸痛中心的路上，老周的心脏停止了跳动。即使一路给他做心肺复苏，即使把他送到医院进行了全力抢救，也没能救活老周。

一、高血压和心肌梗死的关系

上一节分享了高血压与冠心病的关系，其实心肌梗死就是一种严重的冠心病。冠心病是心脏动脉血管狭窄，而心肌梗死是心脏动脉血管堵塞。心血管内部的斑块越来越多，斑块破裂就会造成血栓，血栓堵塞心脏血管，最终发生急性心肌梗死。

二、心肌梗死能否预防

大部分心肌梗死都可以预防，只不过很多人没有重视心肌梗死发生前的身体信号，最终发生急性心肌梗死甚至猝死。心绞痛可能是心肌梗死发生前的最后一次警报。

（一）心绞痛是心肌梗死的前兆

1. 疼痛性质

一般心绞痛是闷痛，而心肌梗死是压榨样疼痛。

如果是针刺样疼痛、呼吸后疼痛、按压后疼痛，基本可以排除心绞痛。

2. 疼痛部位

心绞痛绝不仅仅是心前区疼痛，这一点必须明确。很多急性心肌梗死患者都以为只有心前区疼痛才是冠心病，因而耽误了就诊，最终导致悲剧发生。

从牙痛、头痛到胸部、腹部、肩膀、背部的疼痛都有可能是心绞痛，心肌供血不足导致的心绞痛甚至不疼痛，只表现为咽部紧缩感、胸闷、心悸、出汗、乏力或难以表达的不适等。

3. 持续时间

心绞痛持续时间为两分钟到十几分钟。如果疼痛超过 20 分钟，那么只有两种可能，要么是急性心肌梗死，要么跟心脏没关系。当出现 20 分钟以上的疼痛，请拨打 120 急救电话或立即就诊。如果是几秒钟疼痛，基本也可以排除心绞痛。

4. 硝酸甘油反应

如果发生上述任何疼痛症状，含服硝酸甘油 3 分钟左右缓解，可能是心绞痛（临床 93% 的心绞痛经含服硝酸甘油都会缓解）。

5. 发作特点

心绞痛几乎都是发作性，多于活动后加重，如在快走、跑步、干活、上楼等情况后加重。发作时难受，症状缓解后犹如常人。

急性心肌梗死最常见的原因是动脉粥样硬化斑块破裂导致的血栓，要从两个方面预防心肌梗死：预防冠心病；有了冠心病，就尽早干预，正规治疗。

（二）急性心肌梗死的预防

1. 预防冠心病

和动脉粥样硬化有关的因素包括吸烟、高脂血症、糖尿病、高血压、肥胖、不运动、情绪不良等。

改变不良的生活方式，就是预防心肌梗死的最好办法。

（1）戒烟。吸烟者的冠心病风险是不吸烟者的 3.5 倍，戒烟可明显降低心肌梗死发生率。吸烟也是完全可以控制的高危因素，戒烟对身体的好处明显。

（2）健康饮食。逐渐增大蔬菜水果、粗粮杂粮的摄入比例，少吃油炸及胆固醇含量高的食物，低盐、低糖、低油饮食，补充适量的鱼肉、坚果、奶制品等，保证营养全面均衡。健康饮食可以降低动脉粥样硬化风险，预防冠心病、心肌梗死。

（3）运动和减肥。运动可以增强心脏功能、保护血管，建议以有氧运动（详见后文）为主，因为有氧运动在理论和实践上能够降低冠心病风险。肥胖和"三高"（高血压、高血脂、高血糖）有一定的关系，控制体重可以明显降低心血管疾病及"三高"风险。

（4）早期干预"三高"，避免"三高"对血管的进一步损害。"三高"具有高聚集性，和动脉粥样硬化有明确的因果关系，即"三高"中有一个出现，另外两个也容易出现，所以要重视"三高"。大多数患者需要服用药物控制病情，需要经常监测各项指标。

冠心病风险降低了，心肌梗死风险自然降低了。

前面案例中的老周长期有高血压，却并不重视，以为没事，岂不知损害每时每刻都在发生，从量变到质变，血管越来越细，斑块突然破裂造成血栓，从而发生心肌梗死或者猝死。

2. 冠心病的正规治疗

冠心病是可以控制的，不是所有冠心病都会发展为急性心肌梗死。

如果怀疑有冠心病，需要注意以下事项。

（1）找心内科医生诊断和制定治疗方案，按照医生的指导执行，切莫听信谣言和小广告。

（2）继续进行生活方式干预，延缓血管变狭窄的进程。生活方式干预是预防冠心病、心肌梗死的根基。

（3）服用包括阿司匹林和他汀类在内的控制冠心病的药物。这两种药物是基石用药，只要有冠心病，就得使用，还应该有效控制心率、血压、血糖、血脂。

（4）如果药物控制效果不好，仍发作心绞痛，必要时做冠脉造影检查，以明确是否需要进行支架或搭桥治疗。

总之，大部分心肌梗死可以预防。我们要保持健康的生活方式，预防"三高"。如有冠心病，就尽早正规治疗；如有心绞痛症状，就立即就诊！

高血压不控制，危害是潜在的，这种危害一旦暴露出来，常常是致命的！

前面案例中的老周本来只需要每天坚持服用降压药、戒烟戒酒，退休后就可以带着老伴出国旅游，可如今撒手而去，留下老伴一人。

星语
星愿

● 您或许轻视高血压，但您不可轻视心肌梗死，而高血压不控制就会明显增加心肌梗死风险。其实您轻视高血压就是轻视心肌梗死。

看完您有没有收获：

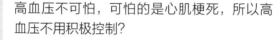

高血压不可怕，可怕的是心肌梗死，所以高血压不用积极控制？

☐ A. 对，高血压和心肌梗死没有关系

☐ B. 错，高血压会导致心肌梗死

正确答案 B

第十节 | 高血压——主动脉夹层

> **!** 两臂血压相差 80mmHg，突发胸痛，
> 这才是病中之王！

凌晨1点，急诊室的电话铃响了起来。即使我对这种声音已经习以为常，每次听到的时候心里还是"扑腾"一下。大半夜找心血管科会诊，都不是什么简单的疾病！

患者蔡先生，48岁，突发胸痛，持续不缓解，撕裂样疼痛。多次心电图检查都没有明显改变，血压为 140/80mmHg，心率为96次/分，血氧饱和度为98%。他有高血压病史，平时不控制血压，目前生命体征基本正常。

这就奇怪了，如果是急性心肌梗死，心电图或多或少都会有蛛丝马迹，肺栓塞也不太像，但是患者痛不欲生。

胸痛无小事，我在几秒钟内迅速开始鉴别病情，这时我摸了一下患者两侧的脉搏，一侧清晰可见，但测量血压那一侧非常微弱。我立刻把他的血压袖带改到另一侧，测量结果为 220/110mmHg。

我建议立即降压，做胸部增强CT检查。果然不出所料，

胸部CT结果为主动脉夹层！

　　蔡先生发现高血压已有 8 年，刚开始还吃药，吃了几个月，觉得没有什么症状就自行停药。不控制高血压，和没穿衣服上街一样，身体的心脑肾等器官不受保护。

　　高血压没有症状并非没有危险，高血压对人体的损伤是无声的。一旦出现心脑肾等方面的症状，基本上是不可逆的。

　　除损伤心脑肾外，长期高血压也会损伤人体大血管，尤其是撕裂人体最大的血管——主动脉！我们手指破了是毛细血管出血，动脉出血需要压迫才能止血，那么主动脉撕裂的严重后果可想而知。

　　虽然经积极抢救，蔡先生还是没逃过这个病王的侵害，入院 24 小时后去世。

一、什么是主动脉夹层

　　主动脉夹层指主动脉腔内的血液从主动脉内膜撕裂处进入主动脉中膜，使中膜分离，沿主动脉长轴方向扩展，形成主动脉壁的真假两腔分离状态。每年发病率为 1/200 000~1/100 000，高发年龄是 50~70 岁，男女比例约为 3：1。

　　简单来讲，我们身体最大的动脉血管内部破裂，在高压下一直出血。急性主动脉夹层患者可能在数天或数小时内死亡，甚至突发死亡，不留任何治疗机会。

　　调查显示，该病进展迅速，未接受治疗的患者死亡率极高，其中 25% 患者在发病后 24 小时内死亡，超过半数的患者在发病后

1 周内死亡，发病 1 个月和 1 年后的死亡率分别高于 75% 和 90%。随各种治疗技术的发展，目前主动脉夹层患者 10 年生存率约为 50%。所以，主动脉夹层是百病之王。

急起剧烈胸痛、高血压、突发主动脉瓣关闭不全、两侧脉搏不等或触及搏动性肿块应考虑主动脉夹层。夹层容易累及向一侧上肢供血的血管，导致该血管内的血流受阻，但对另一侧上肢影响不明显或无影响，因而两侧血压不一致。

二、主动脉夹层发生的原因

高血压是引发主动脉夹层的重大危险因素。有文献指出，50.1%~75.9% 的主动脉夹层患者有高血压病史。

主动脉粥样硬化患者的硬化斑块内膜破裂，容易导致主动脉夹层，尤其长期吸烟、血脂异常、合并糖尿病等患者更易发生主动脉夹层。合并马方综合征患者的主动脉夹层风险明显升高，主动脉炎性疾病、主动脉局部感染或外伤、特发性主动脉中膜退行性变化等情况也会增加主动脉夹层风险。

三、主动脉夹层的临床表现

1. 疼痛

大多数患者突发胸背部疼痛，A 型主动脉夹层多见于前胸和肩胛间区疼痛，B 型主动脉夹层多见于背部、腹部疼痛。疼痛难忍，起病后即达高峰，呈刀割或撕裂样。少数起病缓慢者疼痛不显著。

2. 高血压

大部分患者伴有高血压。患者因剧痛而休克，表现为焦虑、大汗、面色苍白、心率加速，但血压常不降低反而增高。

3. 心血管症状

夹层血肿累及主动脉瓣环或瓣叶的支撑时，发生主动脉瓣关闭不全，主动脉瓣区可突然出现舒张期吹风样杂音，脉压增大，急性主动脉瓣反流可引起心力衰竭。脉压改变，一般见于颈、肱或股动脉，一侧脉搏减弱或消失，反映主动脉的分支受压迫或内膜裂片堵塞其起源。可有心包摩擦音、胸腔积液。

4. 脏器和肢体缺血表现

夹层累及内脏动脉、肢体动脉及脊髓供血时，可出现相应脏器组织缺血，如肾脏缺血、下肢缺血等。

四、不要放过任何细节

如果发现两侧上臂血压差距过大，可能是存在某些疾病，如主动脉夹层。如果是年轻人，可能存在先天畸形、多发性大动脉炎；如果是中老年人，通常是锁骨下动脉等血管粥样硬化性疾病所致的动脉狭窄。如果发现左侧上臂和右侧上臂血压差距过大，在做锁骨下彩超检查的同时，可以做颈动脉彩超、肾动脉彩超或胸部CT检查以便诊断。

五、如何治疗主动脉夹层

1. 保守治疗

（1）镇痛。疼痛严重时可用吗啡类药物镇痛，并镇静、制动，密切注意神经系统、肢体脉搏、心音等变化，监测生命体征、心电图、尿量等，采用鼻导管吸氧，避免输入过多液体导致血压升高和肺水肿等并发症。

（2）控制血压和降低心率。将高压控制为 100~120mmHg，心率控制为 60~75 次／分，这样可以防止病变的扩展。

2. 手术治疗

（1）A型主动脉夹层的手术治疗：为防止急性A型主动脉夹层破裂或恶化，应尽早进行手术治疗，慢性期患者须经常观察病情变化，也可做手术。近几年已有学者尝试腔内治疗A型主动脉夹层。

（2）B型主动脉夹层的手术治疗：随着血管腔内技术及支架材料的不断发展，B型主动脉夹层治疗更多的是使用覆膜支架隔绝，其优点是创伤小、出血少、恢复快、死亡率低，尤其适用于高龄及全身情况差而无法耐受传统手术患者。覆膜支架隔绝已成为复杂性B型主动脉夹层的标准治疗术式，也适用于部分累及主动脉弓或内脏动脉的夹层患者，与传统开放手术相比降低了围手术期并发症发生率。

归根结底，要监测血压，积极控制血压，且以较高的一侧血压为准！

**星语
星愿**

● 如果说有一种病叫病王，那无疑是高血压引起的主动脉夹层。控制血压比较容易，血压控制好，便无大碍。但不控制血压，就可能面对病王，痛不欲生！

看完您有没有收获：

高血压导致的最危险的疾病是？

□ A. 急性心肌梗死　　□ B. 主动脉夹层

正确答案

B

第十一节 | 高血压——肾病

> **!** 夜尿频多，进一步诊断为肾衰竭，
> 祸根竟是高血压。

某天上午，从其他科室转来一位患者方先生，51岁，最近夜尿频多。他先挂了一个泌尿科，可是泌尿科医生查完说他只有轻微前列腺增生，并无感染等迹象，尿常规结果显示尿蛋白为++。

该患者又从泌尿科转至肾病科，抽血化验结果显示，肌酐已经达到178μmol/L，明显高于正常值。该患者长期高血压，但是因为没有症状，从来也不控制；测量了血压，结果为188/124mmHg，最后转至心内科。

我考虑他高血压长期不控制，导致高血压性肾病，目前肾功能不全，建议先住院治疗。

方先生还算比较幸运，因为比较及时地发现了高血压及高血压导致的肾病。很多高血压患者就没有这么幸运，最后发生肾衰竭，不得不每周去两次医院做透析治疗。因为不排尿，所以不透析不行，"活人让尿憋死"，说的就是肾衰竭患者。

肾衰竭患者不但要面对每周两次的透析治疗，而且整个身体状况会逐渐变差，出现很多并发症，最终因并发症去世。

一、高血压性肾病概述

高血压和肾病相互影响。长期原发性高血压不积极控制，会引起肾脏结构和功能损害，它又分为良性高血压肾硬化症和恶性高血压肾硬化症。一旦肾功能出现异常，又会反过来升高血压。

肾脏的功能是过滤体内毒素，通过尿液排出多余的水和钠盐，同时防止蛋白、血细胞等漏出血管。高血压使血管内血液压力增大，导致蛋白漏入尿液里，蛋白一旦漏出血管，会破坏肾脏的滤网系统。高血压长期控制不佳造成的肾结构破坏难以逆转，就会逐渐出现肾功能损害甚至慢性肾衰竭，最后出现尿毒症。

我国非透析慢性肾病患者的高血压患病率为 67.3%~71.2%，而透析患者的高血压患病率高达 91.7%。

最新研究发现，男性高血压患者的肾病风险较大，而女性的血压与慢性肾病风险之间的关联相对较弱。

研究随访 5 年左右，当血压为 130~139mmHg/80~89mmHg，男性慢性肾病风险增加 11%，女性慢性肾病风险增加 11%。当处于 1 级高血压，男性慢性肾病风险增加 36%，女性慢性肾病风险增加 21%。当处于 2 级高血压，男性慢性肾病风险增加 76%，女性慢性肾病风险增加 33%。

由此可见，不论是男性还是女性，也不论是否接受降压治疗，随着血压升高，慢性肾病风险都逐渐增加。

所以，高血压患者更应该密切监测肾功能，尤其男性即便血压控制正常，也要监测肾功能。

二、高血压性肾病的表现

1. 重度水肿

水肿常为首发症状，呈全身性明显水肿（大多数从面部水肿开始），指压有凹陷。严重者可伴有胸腔积液、腹水，胸腔积液、腹水较多时，可引起呼吸困难、脐疝或腹股沟疝。

2. 大量蛋白尿

大量蛋白尿是肾病综合征的主要表现，成人尿蛋白含量≥3.5g/d，大多为选择性蛋白尿。

3. 低蛋白血症

血浆蛋白浓度下降，血清白蛋白＜30g/L，严重者＜10g/L。

4.高脂血症

血胆固醇、甘油三酯水平等明显增高。

5.其他

夜尿增多，伴微量白蛋白尿，继之出现蛋白尿，部分患者可出现少量红细胞尿，少部分患者出现肾衰竭，多数患者出现肾功能轻度损害和尿常规异常。如果低压长期高于130mmHg，血肌酐水平可能会迅速升高，短期内就可发展成尿毒症。常伴随头痛、嗜睡、抽搐、昏迷、视力下降或失明、心脏增大、心衰。

三、高血压性肾病分期

1 期——微量白蛋白尿期：以尿中白蛋白排泄率异常为特征，肾功能正常，尿蛋白呈阴性。

2 期——临床蛋白尿期：以尿蛋白阳性、24 小时尿蛋白定量 > 0.5g 为特征，肾功能正常。

3 期——肾功能不全期：非透析期，透析期（尿毒症期）。

四、慢性肾病的降压药选择

慢性肾病合并高血压的降压药物首选普利/沙坦类、地平类、洛尔类、利尿剂、唑嗪类。

普利或沙坦类不仅具有降压作用，还能降低蛋白尿水平，延缓肾功能减退，改善肾脏预后。不建议两药联合应用，用药后血肌酐水平较基础值升高 30% 以内时仍可谨慎使用，超过 30% 时可考虑减量或停药。

对于肌酐水平已经升高的患者，使用普利或沙坦类一定要慎重，因为普利和沙坦类虽然能保护肾脏，但如果肌酐清除率进一步下降，那么再使用普利或沙坦类就会加重肾病。所以肌酐水平升高时，要根据肌酐水平决定是否可以使用普利或沙坦类。

部分患者出现难治性高血压，需要多种降压药联用。透析前或诊室测量的血压并不能准确反映透析患者的平均血压，推荐患者进行家庭血压测量。透析患者的血压变化不宜过大，透析后高压理想值为 120~140mmHg。

高血压和肾病相互影响，既要严格控制血压，选择合适的降压药，又要根据肾功能水平，适当做专业治疗。高血压一旦合并肾病，就会形成恶性循环，一方面高血压会加重肾病，另一方面肾病也会加重高血压。

预防高血压性肾病，唯一的办法就是早预防、早发现、早控制高血压！

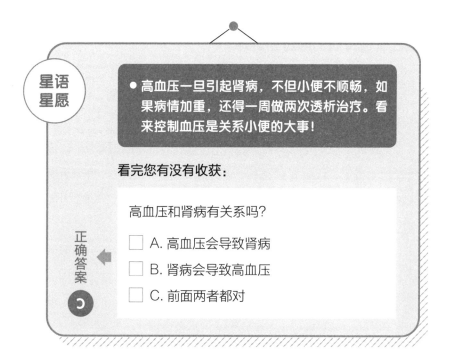

星语
星愿

● 高血压一旦引起肾病，不但小便不顺畅，如果病情加重，还得一周做两次透析治疗。看来控制血压是关系小便的大事！

看完您有没有收获：

高血压和肾病有关系吗？

☐ A. 高血压会导致肾病

☐ B. 肾病会导致高血压

☐ C. 前面两者都对

正确答案

第十二节 | 高血压合并糖尿病

> ❗ 患高血压和糖尿病，血压正常，
> 为什么医生还要求换药？

黄阿姨，66 岁，发现高血压 4 年，糖尿病 2 年，血压一般在 140/90mmHg 以下，她觉得还不错。

半年前黄阿姨第一次来我的门诊看病，其实也就是拿药，我给她测量的血压为 145/94mmHg。

我说："您的血压控制得不好呀。"

黄阿姨说："在家还可以，一般都在 140/90mmHg 以下。"

我说："您有糖尿病，血压应该控制在 130/80mmHg 以下，再说您吃的药也不对呀！"

黄阿姨说："吃了快 5 年了，血压不错，就没换过。"

我说："那您尽快去化验尿常规。"

黄阿姨半信半疑地去化验了，等拿着尿常规结果回来后，很吃惊！

尿里面有蛋白！

黄阿姨说："肾怎么坏了？"

我说："高血压合并糖尿病导致肾病，因为没吃对药，血压也没降到理想水平。虽然您吃的降压药也能降压，但高血压合并糖尿病应该首选普利或沙坦类降压药，这样不但降压，还能消除尿蛋白，保护肾脏。"

随后我给黄阿姨换了药，半年后，黄阿姨血压控制在130/80mmHg以下，而且尿蛋白也消失了。

高血压合并糖尿病相当于两个高危因素，我们不能简单按照高血压的要求来降压。

我国门诊 24.3% 的高血压患者伴有糖尿病，高血压合并糖尿病可显著增加心脑血管风险，而降压治疗与高血压合并糖尿病患者的全因死亡率及心脑血管风险的降低显著相关。

一、高血压合并糖尿病的用药时间

对于高压为 130~139mmHg 或低压为 80~89mmHg 的糖尿病患者，可以先在健康生活方式的情况下观察 3 个月，3 个月后如血压不达标，应采用药物治疗。

血压≥140/90mmHg的患者，应在健康生活方式的基础上立即开始药物治疗。

伴有微量白蛋白尿的患者应该立即开始药物治疗。

二、高血压合并糖尿病的降压目标

高血压合并糖尿病患者的高压每下降 10mmHg，与糖尿病相关的并发症风险下降 12%，死亡风险下降 15%。《中国高血压防治指南（2018 年修订版）》明确建议糖尿病患者的降压目标为 130/80mmHg 以下，老年或伴严重冠心病患者宜采取更宽松的降压目标，即 140/90mmHg。

如果没有特殊情况，所有高血压合并糖尿病患者一定要把血压降到 130/80mmHg 以下，而不是 140/90mmHg 以下。案例中的黄阿姨血压为 140/90mmHg，长期这样对肾脏依然有损害，导致肾病、尿蛋白，所以我说黄阿姨的血压控制得不理想。

三、高血压合并糖尿病的降压药选择

黄阿姨开始吃的降压药（地平类）也能降压，但我要给她换药，因为高血压合并糖尿病首选普利类或沙坦类降压药。如需联合用药，应以普利类或沙坦类降压药为基础，加用利尿剂或地平类，合并心绞痛可加用洛尔类。糖尿病合并高尿酸血症患者慎用利尿剂，如需应用利尿剂和洛尔类时，宜小剂量使用。低血糖反复发作时慎用洛尔类，以免掩盖低血糖症状。有前列腺肥大且血压控制不佳的患者可使用唑嗪类降压药。

对于高血压合并糖尿病，血压目标是 130/80mmHg 以下，降压药首选普利类或沙坦类！

四、长期高血压增加糖尿病风险

最新研究表明，血压没有降到 130mmHg 以下，会增加糖尿病风险。南方医科大学院士团队一项多因素分析、平均随访 4.5 年的研究显示，在没有糖尿病的高血压患者中，高压为 120~130mmHg 相比高压为 130~140mmHg，新发糖尿病的风险明显降低；高压控制为 130~140mmHg 与高压控制为 120~130mmHg 相比，新发糖尿病风险增加 37%；平均高压≥140mmHg，新发糖尿病风险增加 67%；血压控制为 130~140/80~90mmHg 和血压控制为 130/80mmHg 以下相比，新发糖尿病风险增加 24%。

这就解释了为什么很多高血压患者没过几年血糖水平也高了。高血压患者不能仅仅满足于血压低于 140/90mmHg，而应尽可能把血压降到 130/80mmHg 以下，以免发生糖尿病。高血压合并糖尿病患者必须将血压降到 130/80mmHg 以下，降压药首选普利或沙坦类。

星语星愿

● "三高"常常同时出现，一旦有高血压，一定要监测血糖、血脂。控制血压千万不要像案例中的黄阿姨那样，觉得吃着药，血压也正常，就没事了，而是要找专业医生诊断，以免引发肾病！

看完您有没有收获：

对于高血压合并糖尿病患者，血压的最低要求是多少？

☐ A. 140/90mmHg 以下

☐ B. 130/80mmHg 以下

正确答案

第十三节 | 高血压和代谢综合征

! 高血压＋糖尿病＋高脂血症＋肥胖＝
代谢综合征＝心脑血管疾病！

有一次我们抢救了一位 32 岁的心肌梗死患者，患者在重症监护室待了很长时间，因为一直没有脱离危险！

当患者被送到急诊室时，我就发现其体重超标，我们四个人抬他上手术台都很费劲，做完手术，我感觉腰闪了。

送患者回病房后，他妻子拉着一个五六岁的小女孩在重症监护室外面询问病情："平时好好的，说不行就不行了，怎么回事？"

我告诉她："单看体重，平时就不是好好的，体重超标本身就是一种疾病，更何况入院一查，高血压、糖尿病、高脂血症都有。"

后来他妻子才说他平时从来不注意身体状况，爱吃爱喝，不爱动！

40 岁左右的人猝死概率之所以高，是因为心脑血管疾病高发！

40 岁左右的人心脑血管疾病高发，是因为代谢综合征高发！

一、什么是代谢综合征

代谢综合征是人体的蛋白质、脂肪、碳水化合物等多种代谢成分异常聚集的病理状态导致的一组复杂的代谢紊乱综合征。

1. 腹型肥胖

男性腰围≥90cm，女性腰围≥85cm。

2. 血压增高

血压≥130/85mmHg 或已被确诊为高血压。

3. 血脂异常

空腹甘油三酯≥1.7mmol/L，空腹高密度脂蛋白＜1.04mmol/L，或被确诊为血脂异常。

4. 高血糖

空腹血糖≥6.1mmol/L，糖负荷后 2 小时血糖≥7.8mmol/L，或已被确诊为糖尿病。

有上述 4 种情况中的 3 种或以上，称为代谢综合征！

二、代谢综合征的危害

代谢综合征是导致糖尿病、心脑血管疾病的危险因素，可造成多种疾病，包括高血压、冠心病、脑卒中甚至癌症，如与性激素有关的乳腺癌、子宫内膜癌、前列腺癌，以及与消化系统有关的胰腺癌、肝胆癌、结肠癌等，从而增加死亡风险。

我国人群研究显示，与非代谢综合征患者相比，代谢综合征患者 10 年心血管风险增加 1.85 倍，缺血性脑卒中和出血性脑卒中风险分别增加 2.41 倍和 1.63 倍。代谢综合征患者中腹型肥胖合并高血压患者及高密度脂蛋白水平偏低患者的心血管风险最高增加 5.25 倍，如在上述组合的基础上合并高血糖，则其脑血管风险增加 16.58 倍。

三、代谢综合征的现状

我国成人患病率自 2002 年（13.8%）至 2020 年（27.5%）逐年增高。在代谢综合征的组成部分中，我国患者以高血压多见，占 65.4%；其次为血脂异常，男性高脂血症占 53.6%，女性高脂血症占 49.4%。

四、代谢综合征的原因

肥胖和有"三高"的人越来越多，有代谢综合征的人也越来越多，那么是什么原因导致这么多人发生代谢综合征呢？

代谢综合征一方面与遗传相关，而遗传因素是不可改变的，所以我们讨论的意义不大；另一方面受多种后天因素的影响，高脂、高碳水化合物的膳食结构增加了胰岛素抵抗的发生，劳动强度低、运动量少则造成代谢综合征的发生和恶化。

简单地说，饮食结构发生了变化，吃得不够健康、不够科学；体力劳动减少，运动量减少，甚至不运动，这些因素合并在一起，增加了代谢综合征的发生率。

在《美国国家健康与营养调查 Ⅲ》中，5% 的体重正常人群、

22%的超重人群和60%的肥胖人群存在代谢综合征。

除肥胖、不运动、饮食不健康等因素外，绝经后状态异常、吸烟、饮酒、长期喝软饮料也是代谢综合征的高危因素。

五、代谢综合征的治疗

治疗原则为早期干预、综合达标，以降低心血管风险并预防心脑肾等靶器官的损害。

1. 生活方式干预

一定要控制饮食，低油、低盐、低糖饮食，减小精细粮主食的摄入比例，增加粗粮、杂粮、蔬菜、水果的摄入比例；减小肥肉、红肉和动物内脏的摄入比例，摄入肉类以鸡肉、鱼肉等为主。

坚持适当的运动，每周3~5次，每次不少于30分钟，心率控制在"170–年龄"这个数值，这样的长期运动利于控制"三高"和体重。研究显示，适当增加运动可将代谢综合征风险降低10%~20%。

控制饮食和坚持运动有利于控制体重，当然还要戒烟、戒酒，尽量不熬夜，保持好心情。

2. 药物选择

降压药优先推荐普利类或沙坦类，二者尤其适用于伴糖尿病或肥胖患者，也可应用地平类；伴心功能不全及冠心病患者可应用利尿剂和洛尔类。

降脂药一般首选他汀类，它不但能降低低密度脂蛋白水平，而且能提高高密度脂蛋白水平。

降糖药应根据个人年龄和体重选择。

总之，代谢综合征小部分是遗传导致的，主要还是与个人生活习惯有关系。

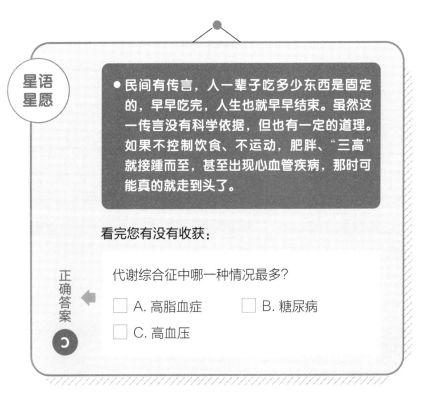

星语星愿

- 民间有传言，人一辈子吃多少东西是固定的，早早吃完，人生也就早早结束。虽然这一传言没有科学依据，但也有一定的道理。如果不控制饮食、不运动，肥胖、"三高"就接踵而至，甚至出现心血管疾病，那时可能真的就走到头了。

看完您有没有收获：

正确答案

代谢综合征中哪一种情况最多？

☐ A. 高脂血症　　☐ B. 糖尿病

☐ C. 高血压

小结

因高血压而致残致命的患者几乎都有一个共性，那就是他们当初不了解高血压的危害，所以才会不在乎高血压。

在这些人眼里，高血压好比一只野猫，吆喝一声，野猫就跑掉，也不会叼走家里的鸡鸭鱼，更不会咬伤家里的猪牛羊。可是这些人都错了，高血压并不是一只野猫，而是一只猛虎。

高血压初发时，就像一只小老虎，小老虎看着确实就像一只野猫，于是你不在乎它。可过不了多久，这只小老虎长成大老虎，不但吃完了家里的鸡鸭鱼，而且吃光了猪牛羊。

这时候我们才真正认识到高血压不是一只野猫，而是一只猛虎。鸡鸭鱼和猪牛羊没了，我们还可以再买。可是我们的身体因为高血压出了问题，常常是不可逆转的，即使再有钱，我们也无法挽回，甚至还会丢了性命。

看完这些真实的病例，我们肯定重新认识了高血压，我们再不会小瞧高血压了，再也不会觉得高血压就是一只野猫，一定会认为高血压是一只猛虎。

只有认识到高血压的危害，我们才能真正重视高血压，否则一切都是空谈。

血液在血管内流动的时候会对血管壁造成一定的侧压力，这种压力就是血压。如果这种压力变得过大，就是高血压。我们的血管原来是光滑、富有弹性的，一旦出现高血压，血管壁受压就增加，好比一根橡皮管长期处于绷紧状态。原本有弹性的血管壁会变脆变硬，甚至出现裂纹。一旦出现裂纹，血管壁就不再光滑，血液中的"血管垃圾"就会大量卡在裂纹里，"血管垃圾"越堆越多，到了一定程度，血管便堵塞，这就是动脉粥样硬化，即斑块。

动脉粥样硬化的加重，就好比橡皮管弹性变得越来越差。当血管无法像以前一样缓冲压力，血压就会越来越高，对血管壁的损伤也越来越大，血管就会越来越硬，血管里面的"垃圾"越堆越多，形成恶性循环。

高血压损伤人体就是从损伤血管开始，而我们身体内血管无处不在，所以高血压对血管的损伤最终就是对全身的损伤。

脑血管硬化后变脆破裂，出现脑出血；脑血管或颈部血管的"血管垃圾"堆积，就会导致斑块加重，斑块破裂后就会形成血栓，堵塞脑血管，引发脑梗死；心脏血管硬化加之"血管垃圾"堆积，会导致心血管狭窄，引起心绞痛、心肌缺血，严重的可能需要做支架或搭桥手术，更严重的就是斑块破裂，形成血栓，引发心肌梗死甚至猝死；肾动脉斑块加重，可能会导致肾功能不全甚至肾衰竭，最终需要做透析治疗；眼部血管硬化，血液冲破血管会导致眼底出血，从而失明。

因此，如果我们不重视高血压，不控制高血压，它可能会从头到脚影响我们的身体，会影响我们的指挥部——大脑，导致脑出血、脑梗死、阿尔茨海默病，出现偏瘫失语、口眼歪斜、长期卧床、健忘失忆；会影响我们的发动机——心脏，导致心衰、心肌梗死、心绞痛、心律失常，出现胸闷气短、呼吸困难、不能平卧甚至猝死；会影响我们的排毒器——肾脏，导致肾衰竭、尿毒症，出现少尿无尿，需要长期透析，生活质量严重下降；会影响我们的大血管——主动脉，导致主动脉夹层甚至死亡。

请大家重视高血压，这样我们才能早预防、早发现、早控制高血压，才能降低高血压的各种并发症风险，才能提高生活质量，才能健康快乐。

那么我们如何才能判断自己是不是有高血压？应该做哪些相关检查呢？

请看"判断篇"！

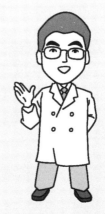

2

判 断 篇

看完"疾病篇"，我们了解了高血压的危害，相信爱惜自己健康的人都不会再轻视高血压。那么到底什么是高血压，如何判断我们有没有高血压呢？

当然，准确判断一个人有没有高血压，自然是心血管医生的职责。可是因为高血压太普遍了，我们先做一个初步判断，再去医院找医生诊断，就能节省我们的时间和金钱成本，也能及时发现高血压。

一个主要问题是，一旦确诊高血压，那么管理血压就是一辈子的事情。我们大部分人都没有私人保健医生，所以长期管理血压的任务其实就落在我们自己身上。

就算医生能判断您是不是有高血压，医生也不能一直跟着您。血压伴随着我们一生，从出生就有，当血压消失的时候，我们的生命也就走到了尽头。所以，我们要长期关注自己的血压，长期管理自己的血压。

因此，我们要了解什么是高血压，学会判断自己有没有高血压，学会监测自己的血压。

我们每个人都是自己健康的第一负责人，也是血压的第一管理者。

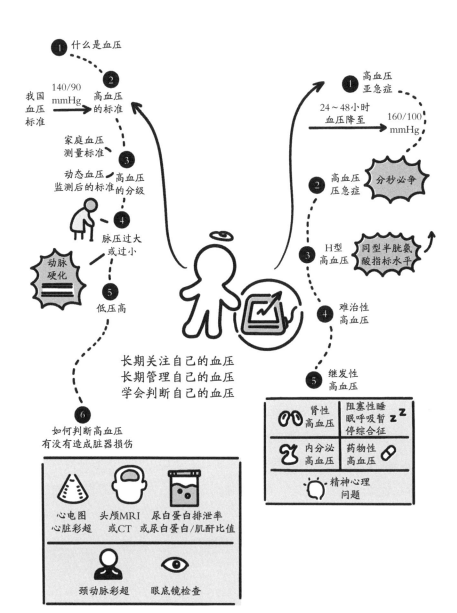

1 什么是血压

我国血压标准 —140/90 mmHg→ 2 高血压的标准

3 高血压的标准的分级

家庭血压测量标准

动态血压监测后的标准

4 脉压过大或过小

动脉硬化

5 低压高

6 如何判断高血压有没有造成脏器损伤

心电图心脏彩超　头颅MRI或CT　尿白蛋白排泄率或尿白蛋白/肌酐比值

颈动脉彩超　眼底镜检查

长期关注自己的血压
长期管理自己的血压
学会判断自己的血压

1 高血压亚急症

24~48小时血压降至 —→ 160/100 mmHg

2 高血压压急症

分秒必争

3 H型高血压

同型半胱氨酸指标水平

4 难治性高血压

5 继发性高血压

肾性高血压　阻塞性睡眠呼吸暂停综合征

内分泌高血压　药物性高血压

精神心理问题

第一节 | 什么是血压

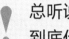 总听说高血压、低血压，
到底什么是血压？

我们要判断自己是不是有高血压，就要先了解什么是血压。

一、血压的基本概念

血压是血液在血管内流动时作用于单位面积血管壁的侧压力，是推动血液在血管内流动的动力。它包括动脉血压、毛细血管血压和静脉血压。通常所说的血压是体循环的动脉血压。

简单地说，血管里面有正常的血液流动，血液既然是液体，那么就像水一样有压力，血液对血管产生的压力就是血压。

二、影响动脉血压的因素

1. 每搏输出量

每搏输出量是一次心搏中由一侧心室射出的血流量，也就是

心脏每次跳动后，从心脏向全身输送血液的多少。

2. 外周阻力

外周阻力主要来自血管，血管硬化，弹性降低，血压就会升高。

3. 心率

心率反映心脏跳动的速度，也就是每分钟心跳的次数，心率过快或过慢都会导致低血压。

4. 主动脉和大动脉血管壁弹性

它就是血管的弹性。随着年龄增加，血管都会出现动脉硬化，弹性降低，严重的可能就会影响血压。

5. 循环血量与血管容量

它就是我们体内总的血液量。如果失血过多，就会出现低血压休克甚至危及生命。

三、血压的重要性

生命四大体征是呼吸、体温、脉搏、血压，这也是判断一个人是否有生命的基本要素，更是医生诊断时首先关注的几个指标，其中血压就是最重要的一个指标。

血压降低，就近似于休克，如果不积极抢救，随之而来的就是血压消失、生命终结。

四、血压分类

1. 高压

高压是心脏收缩时，血液从心室流入动脉时对动脉形成的压力。心脏每分每秒都在收缩和舒张，心脏收缩的一瞬间，主动脉等大血管在压力的作用下扩张，这时候血液产生的压力就是高压。

2. 低压

低压是心脏舒张时，动脉血管弹性回缩时血液对血管壁形成的压力。心脏收缩的目的是把血液输送到全身，心脏收缩后就会舒张，血液暂时停止射入动脉，而此时已流入动脉的血液靠血管壁的弹力和张力回到心脏，为下一次收缩做好准备，血管壁的弹力和张力对血管壁仍有压力，这个压力称为低压。

五、正常血压

目前，我国成人的正常血压标准：高压为 90~139mmHg，低压为 60~89mmHg。理想血压标准是低于 120/80mmHg，血压为 120~139mmHg/80~89mmHg 属于正常血压高值。

总之，血压是最重要的生命体征，有血压才有生命，没有血压就没有生命!

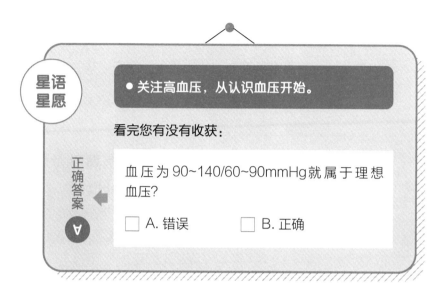

星语
星愿

● 关注高血压，从认识血压开始。

看完您有没有收获：

正确答案 ←

A

血压为 90~140/60~90mmHg 就属于理想血压？

☐ A. 错误　　☐ B. 正确

第二节 | 高血压的标准

 在美国，血压高于 130/80mmHg 是高血压；在欧洲，血压高于 140/90mmHg 是高血压；我国最新高血压标准是多少？

2017 年 11 月 14 日美国心脏学会公布了美国新版《高血压指南》，这是历经 14 年的更新，将高血压定义为血压≥130/80mmHg。同时，血压为 120~129/80mmHg 是血压升高，血压为 130~13/80~89mmHg 是 1 级高血压，血压≥140/90mmHg 为 2 级高血压。

新指南一出，好多曾经血压正常的美国人被认定为高血压患者，这样美国一下子多了大量高血压患者，无疑给很多人带来困惑。

2018 年 6 月 9 日，第二十八届欧洲高血压与心血管保护会议发布了由欧洲高血压学会（ESH）和欧洲心脏病学会（ESC）共同制定的《2018ESC/ESH 高血压指南》，欧洲人沿用了 140/90mmHg 的高血压标准。

高血压标准不管是 130/80mmHg 还是 140/90mmHg，这都是外国的标准，有没有适合我们国家的高血压标准呢？

由中华医学会、中国高血压联盟共同制定的《中国高血压防治指南（2018 年修订版）》，给出了我们国家自己的高血压标准：血压分级和高血压的定义不变，即血压≥140/90mmHg 是高血压。

按照我国的高血压标准，130/80mmHg 不是高血压；按照美国的标准，130/80mmHg 是高血压。

血压高于 130/80mmHg 但没有超过 140/90mmHg 的中国人很高兴，认为用我们国家的高血压标准就不用控制血压。这是自欺欺人！

美国的高血压标准给我们提了一个醒，我们不能为中国的高血压标准没有修改而庆幸。相反，我们需要更加重视高血压。我国和欧洲高血压标准的不变以及美国高血压标准的修改，都不应该影响我们的健康生活方式。近年来，大量关于正常血压高值的研究都证实，血压超过 130/80mmHg，就会增加心血管风险。北京安贞医院的研究发现，中青年血压为 130~139/80~89mmHg 与血压低于 120/80mmHg 相比，心血管风险增加 78%，冠心病风险增加 77%，脑卒中风险增加 79%，心血管病死亡风险增加 1.5 倍。

国家卫生健康委员会发布的最新《中国脑卒中防治指导规范（2021 年版）》第一条就是：血压超过 130/80mmHg，就应该控制血压。

所以绝不能因为中国的高血压标准不是 130/80mmHg 而是 140/90mmHg，就可以多抽一支烟，多喝一口酒，多偷一会儿懒，多吃一口油，多熬一会儿夜，多赖一会儿床，多生一会儿气，这样的话，不管高血压标准是多少，身体迟早会出现问题！

血压为 130/80mmHg，距高血压仅一步之遥！切不可存在侥幸心理！

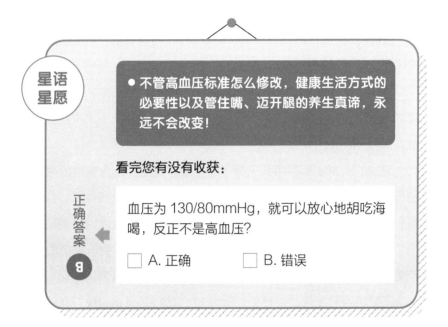

星语星愿

● 不管高血压标准怎么修改，健康生活方式的必要性以及管住嘴、迈开腿的养生真谛，永远不会改变！

看完您有没有收获：

正确答案 B

血压为 130/80mmHg，就可以放心地胡吃海喝，反正不是高血压？

☐ A. 正确　　☐ B. 错误

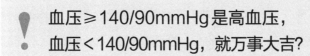

！ 血压≥140/90mmHg是高血压，
血压＜140/90mmHg，就万事大吉？

　　为什么高压为120~139mmHg并且低压为80~89mmHg是正常高值血压而不是正常血压呢？这主要是根据我国流行病学研究的数据确定的。

　　血压为120~139mmHg/80~89mmHg与血压为110/75mmHg相比，10年后心血管风险增加1倍以上。

　　血压为120~129mmHg/80~84mmHg和130~139mmHg/85~89mmHg的中年人群，10年后分别有45%和64%成为高血压患者。所以，血压为120~139mmHg/80~89mmHg也应该控制，当然控制不代表必须吃药，但必须保持健康的生活方式，监测血压。

　　高血压定义是在未使用降压药物的情况下，非同日3次测量诊室血压，高压≥140mmHg或低压≥90mmHg。不管是高压高于正常值，还是低压高于正常值，任何一项血压高都是高血压。

　　患者有既往高血压病史，目前正在使用降压药物，血压虽然低于140/90mmHg，但仍应诊断为高血压。患者吃了降压药，血压正常了，不能说明高血压就没了，这只代表吃药控制住了。

2020 年 5 月 6 日，国际高血压学会（ISH）正式发布了《ISH 2020 国际高血压实践指南》，对高血压分级及高血压用药推荐做了修改，这和每位高血压患者都息息相关。

《ISH 2020 国际高血压实践指南》推出了"基本标准"和"最佳标准"两种管理标准，基本标准也就是最低标准。对于降压目标，基本标准低于 140/90mmHg，最低降低 20/10mmHg；最佳标准也就是理想血压，低于 120/80mmHg。

《ISH 2020 国际高血压实践指南》将高血压分级简化为：140~159mmHg/90~99mmHg 为 1 级高血压；血压≥160/100mmHg 为 2 级高血压（表 2–1）。

表 2–1 《ISH 2020 国际高血压实践指南》

分类	收缩压/mmHg		舒张压/mmHg
正常血压	< 130	和	< 85
正常高值血压	130~139	和/或	85~89
1 级高血压	140~159	和/或	90~99
2 级高血压	≥160	和/或	≥100

原来的 2 级高血压和 3 级高血压，合并为当前的 2 级高血压。这可能说明只要血压高于 160/100mmHg，风险都是很高的。所以原来的 3 级高血压患者不要庆幸，并不是原来 3 级现在改为 2 级，风险降低，而是原来的 2 级和 3 级现在都属于比较危险的级别（表 2–2）。

表2-2　《1999WHO/ISH高血压处理指南》的血压分级

类别	收缩压/mmHg	舒张压/mmHg
理想血压	< 120	< 80
正常血压	< 130	< 85
正常高值	130~139	85~89
1级高血压（轻度）	140~159	90~99
2级高血压（中度）	160~179	100~109
3级高血压（重度）	≥180	≥110
单纯收缩期高血压	≥140	< 90

《ISH 2020国际高血压实践指南》不但修改了高血压分级，也简化了危险分层：取消了极高危，将其合并到高危。这个标准是针对在医院测量的血压，且以未使用降压药为前提。因为有人去医院紧张，并且单次血压不能代表真实的血压，所以还有家庭血压测量标准及动态血压测量标准。

家庭血压测量的高血压诊断标准为≥135/85mmHg。

动态血压监测的高血压诊断标准为：24小时血压≥130/80mmHg，白天血压≥135/85mmHg，夜间血压≥120/70mmHg。

由于医院测量血压的次数较少，血压又具有明显的波动性，因此需要数周内多次测量来判断血压升高的情况，尤其当血压低于180/100mmHg，如有条件，应进行24小时动态血压监测或家庭血压监测，以便更加准确地判断是否有高血压。

星语星愿

● 对于不同的测量地点和方式，判断高血压的标准不一样，建议大家多在家测量血压，这样误差更小。

看完您有没有收获：

正确答案

B

在家测量血压更准确还是在医院测量血压更准确？

☐ A. 在医院 ☐ B. 在家

第四节 | 高血压亚急症

> **!** 血压突然升高到 200mmHg，迅速降至正常水平，反倒不舒服！

　　一天晚上，高中同学给我打电话，说他爸的血压突然升到 200/120mmHg 并伴有头痛，后来他爸到诊所打了一针后血压在 30 分钟内降到 120/70mmHg，可是他爸更难受了，问我怎么办。

　　我说首先要看是否有心脏和脑血管的严重问题，做心电图检查看是否有心肌梗死；其次看看胳膊、腿有没有不灵活的地方，实在不放心就做CT检查；如果没有这些不舒服的感觉，可以先在床上躺一会儿，估计就是血压降得太快了。

　　我同学他爸做完检查也没事，后来在床上休息了一个小时，就不难受了，看来就是因为血压降得太快才感到不舒服。

　　我同学他爸的情况属于高血压亚急症。高血压亚急症指血压突然升高到 180/120mmHg 以上且没有合并心脑肾等脏器疾病。

一、高血压亚急症的降压原则

多数高血压亚急症是由服药顺从性不好或治疗不足导致的，案例中我同学他爸不按时吃药，"三天打鱼两天晒网"，而且吃的是短效药，血压波动肯定大。

如果高血压长期保持 180/120mmHg 以上，或血压突然升高到 180/120mmHg 以上，首先排除继发性高血压，因为部分继发性高血压患者的血压会突然飙升，又突然回归正常。

排除继发性高血压后，如果没有合并脏器疾病，如急性左心衰竭、急性心肌梗死等，那么就缓慢降压，不能迅速降压。道理很简单，当血压为 180/120mmHg 时，人体正好在适应这一血压；如果迅速把血压降到 120/70mmHg，而人体又没有那么强的调节能力，就会出现各种不舒服的感觉，部分老年人甚至会出现急性脑梗死。

肌内注射（打针）后，每个人的反应不一样，有时后果可能难以控制。一般情况我们可以一边静脉滴注（输液），一边监测血压，等血压降到一定水平时可减慢滴速或暂停，这样血压可以得到良好的控制。所以，对于高血压亚急症，肌内注射不是一个很好的选择，而静脉滴注可以有效控制血压和降压速度，不至于出现危险。

二、高血压亚急症的治疗方法

针对高血压亚急症，应在 24~48 小时内将血压缓慢降至

160/100mmHg。没有证据表明紧急降压治疗可以改善预后。可通过口服降压药控制血压，如地平类药物、普利类药物、沙坦类药物、洛尔类药物、唑嗪类药物，还可根据情况应用利尿剂。初始治疗可以在门诊或急诊进行，用药后观察5~6小时。2~3天后在门诊调整剂量，此后可应用长效制剂保持最终的目标血压。在急诊就诊的高血压亚急症患者在血压初步控制后，应调整口服药物治疗的方案，定期到门诊调整治疗方案。具有高危因素如伴有心血管疾病的高血压亚急症患者也可以住院治疗。

　　高血压亚急症降压不能着急，建议平稳降压！

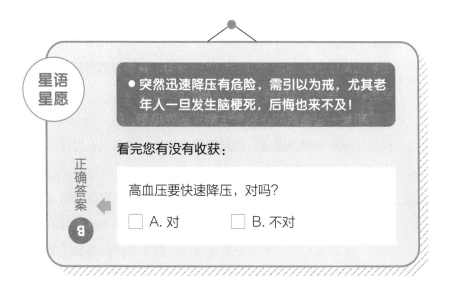

星语
星愿

● 突然迅速降压有危险，需引以为戒，尤其老年人一旦发生脑梗死，后悔也来不及！

看完您有没有收获：

正确答案
B

高血压要快速降压，对吗？

□ A. 对　　　　□ B. 不对

第五节 | 高血压急症

 这种高血压必须迅速降压，分秒必争！

有天晚上抢救一位急性左心衰竭患者，我嘱咐护士尽快配液，把血压降到 120mmHg。我一直在患者床边站着，看着患者的高压从 220mmHg 降到 120mmHg，看到患者排尿，看到患者喘得不那么厉害了，才放心地离开。

和我一起值班的在校学生刚来医院见习，问："王老师，高血压一般不静脉滴注，而且不是应该缓慢降压吗？为什么刚才要迅速降压？"

高血压不需要静脉滴注——这是我们对于高血压的初步认识，说得没错，但不够严谨。绝大部分高血压不需要静脉滴注，不需要住院，不需要迅速降压。但如果出现高血压急症，就应该静脉滴注进行快速降压，甚至住院急救！

一、什么是高血压急症

高血压急症指原发性或继发性高血压患者在某些诱因的作用下，血压突然显著升高（一般超过 180/120mmHg），同时伴有进行性心脑肾等重要靶器官功能不全的表现，如高血压脑病、高血压伴颅内出血（脑出血和蛛网膜下隙出血）、脑梗死、心力衰竭、急性冠状动脉综合征（不稳定型心绞痛、急性心肌梗死）、主动脉夹层、嗜铬细胞瘤危象等。

二、高血压急症的降压原则

对于以下情况，一般都需要快速降压。

妊娠合并高血压急症应尽快平稳地将血压降到相对安全的范围（＜150/100mmHg），避免血压骤降影响胎盘血液循环。

合并急性冠脉综合征如急性心肌梗死、不稳定型心绞痛、急性左心衰竭的高血压急症，需要尽快将血压降至可以改善心脏供血、降低心肌耗氧量、改善心功能的水平，一般为 120/70mmHg 左右，这样才能救命。

合并主动脉夹层的高血压急症应该迅速降压至维持组织脏器基本灌注的最低血压水平，一般需要联合使用降压药，并使用足量的洛尔类药物，如不适用（如气道阻力增加），可考虑改用地尔硫䓬，尽快把高压降到 100~120mmHg，这样才能救命。

对于部分高血压急症，血压低于 180/120mmHg，但合并急性肺水肿、主动脉夹层、心肌梗死等，并对靶器官功能影响重大，也必须迅速降压!

　　另外，在使用毒品如安非他命、可卡因、迷幻药等以及围手术期、子痫前期或子痫等的情况下，也必须迅速降压。

　　当出现上述情况，应持续监测血压及生命体征，去除引起血压升高的诱因及病因；酌情使用有效的镇静药以消除恐惧心理；尽快静脉滴注合适的降压药控制血压，以阻止靶器官进一步受损，对受损的靶器官给予相应的处理；减少并发症并改善结局。

　　根据受损的靶器官及肝肾功能选择药物。理想的药物应能达到预期的降压强度和速度，保护靶器官功能，并方便调节。高血压急症的常用药物都属于急救药物或静脉滴注及肌内注射药物。经过初始静脉滴注，血压趋于平稳后，可以开始口服药物，静脉滴注用药逐渐减量至停用。

　　总之，高血压急症的出现大部分还是由于平时没有重视血压，没有好好监测血压，没有好好吃药，所以一定要好好管理血压!

● 高血压急症常常是危及生命的情况！我们只有平时管理好自己的血压，才不至于发生高血压急症！

看完您有没有收获：

高血压都不需要输液，吃药就行？

 A. 不行，危急时刻也得输液

B. 行，高血压只需要吃药

正确答案

第六节 | H型高血压

> **!** H型高血压容易引发脑梗死，有没有必要吃叶酸?

《中国高血压防治指南（2018年修订版）》中并没有H型高血压这种提法。简单地说，高血压患者到医院抽血化验，如果同型半胱氨酸这项指标水平偏高，那么这种高血压就是H型高血压。

一、什么是H型高血压

健康成人空腹血浆同型半胱氨酸平均水平低于10μmol/L。当同型半胱氨酸水平高于或等于10μmol/L，属于同型半胱氨酸异常；当同型半胱氨酸水平高于15μmol/L，属于高同型半胱氨酸血症（简称"高血同"）。伴有高同型半胱氨酸血症的高血压称为H型高血压。

同型半胱氨酸是一种含硫氨基酸，为蛋氨酸和半胱氨酸代谢过程中产生的重要中间产物。正常情况下，同型半胱氨酸在体内被分解代谢，浓度维持在较低水平。但在日常生活中，原发性因素和继发性因素会影响同型半胱氨酸代谢，导致同型半胱氨酸水平升高，即发生高同型半胱氨酸血症，会大幅增加冠心病及外周血管、脑血管风险。因此，同型半胱氨酸是一项重要的人体健康指标。

二、同型半胱氨酸水平升高的原因

1. 遗传因素

基因缺陷或突变可能导致同型半胱氨酸水平升高。

2. 营养状况

摄入的维生素B_6、维生素B_{12}、叶酸不足，也可引起同型半胱氨酸在体内堆积。

3. 肾衰竭

进行血液透析的肾衰竭患者，同型半胱氨酸水平可达正常人的 2~4 倍。

4. 药物

药物如卡马西平、异烟肼等可引起同型半胱氨酸水平升高。

5. 疾病

一些疾病如恶性肿瘤、银屑病、甲状腺功能减退等，可导致同型半胱氨酸水平升高。

6. 生活方式

大量摄入咖啡、酒精、尼古丁等均可导致同型半胱氨酸水平升高。

三、H型高血压的危害

《中国高血压防治指南（2018年修订版）》指出，高同型半胱氨酸血症与脑卒中风险呈正相关。

有调查显示，在中国成人高血压中，H型高血压约占75%（男性占91%，女性占60%)。有研究显示，高血压患者伴有同型半胱氨酸水平升高和单纯高血压患者相比，脑卒中风险增加5倍。

高同型半胱氨酸血症还是心血管疾病的危险因素，使高血压风险增加3倍，高血压伴高同型半胱氨酸血症患者相比正常人群，脑卒中风险增加12.1倍。流行病学研究显示，同型半胱氨酸水平每升高5μmol/L，脑卒中风险就增加59%。

四、H型高血压的治疗方案

1. 控制血压

控制血压的方式就是保持健康的生活方式和服用正规的降压药。对于任何高血压，治疗原则是先控制血压，这是前提，是基本。

2. 补充叶酸

有研究显示，同型半胱氨酸会导致氧化应激反应、动脉粥样硬化、内皮细胞损伤等，并且同型半胱氨酸与血管紧张素同时存在会造成血管内膜损伤加重，而叶酸的摄入可以减轻这种症状。可通过以下两种途径补充叶酸。

（1）食物是补充叶酸的基础，下文除了自己看看，一定要给父母看看。

全谷物：大麦、燕麦、糙米等。

豆类和坚果：黄豆、豆腐、核桃、松子、腰果、杏仁等。

蔬菜：菠菜、油菜、莴苣、西红柿、胡萝卜、蘑菇等。

水果：葡萄、猕猴桃、梨、草莓、樱桃、柠檬、桃子、石榴、橘子等。

肉类：牛羊肉、鸡肉、肝脏等。

（2）叶酸片。《中国临床合理补充叶酸多学科专家共识》指出，平衡膳食是改善叶酸营养状况的首选措施；伴有高血压的高同型半胱氨酸血症患者，为降低首次脑卒中发生风险，可以采用叶酸单药或包含叶酸的固定复方制剂；每日服用 0.8mg 叶酸或联合服用维生素 B_{12}，可以达到降低同型半胱氨酸水平的最佳效果。

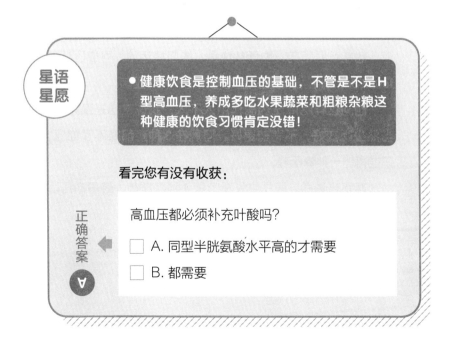

星语星愿

● 健康饮食是控制血压的基础，不管是不是H型高血压，养成多吃水果蔬菜和粗粮杂粮这种健康的饮食习惯肯定没错！

看完您有没有收获：

高血压都必须补充叶酸吗？

☐ A. 同型半胱氨酸水平高的才需要

☐ B. 都需要

正确答案 A

第七节 | 难治性高血压

！ 44 岁，吃着 3 种降压药，可血压
还是 160/100mmHg，怎么办?

　　周先生，44 岁，发现高血压 1 年多，找了好多医生，换
了好多药，可是血压控制得仍旧不理想，后来找到我，当时
他吃着 3 种降压药。

　　他能按时吃药，能低盐饮食，能坚持运动，可血压还是
160/100mmHg，最后我只能给他再加一种降压药。

　　他问这样吃降压药副作用大不大，我说这也是没办法，
当然少吃药好，不吃药更好。但现在 3 种药都降不了血压，
只能再加一种降压药。

　　调整药物后，周先生长期吃着 4 种降压药，最后血压降
到 140/90mmHg 以下。

　　像周先生的这种高血压，属于难治性高血压！

一、什么是难治性高血压

在改善生活方式的基础上，应用可耐受的足够剂量且合理的
3 种降压药物（包括一种噻嗪类利尿剂）治疗至少 4 周后，诊室外
血压（包括家庭血压或动态血压）仍在目标水平之上，或至少需
要 4 种药物才能使血压达标的高血压称为难治性高血压，又称顽
固性高血压。

二、难治性高血压的发生原因

（1）较常见的原因是患者治疗依从性差，没按时吃药。

（2）降压药物选择不当，药物组合不合理，使用药物剂量
不足。

（3）应用拮抗降压的药物，包括口服避孕药、环孢素、促红
细胞生成素、糖皮质激素、非甾体类抗炎药、抗抑郁药、可卡因
及某些中药（如甘草、麻黄）等。

（4）其他影响因素有不良生活方式、肥胖、容量负荷过重、
利尿剂治疗不充分、高盐饮食、进展性肾功能不全，或某些并存
疾病状况，如糖尿病、血脂异常、慢性疼痛、长期失眠、焦虑等。
患者自身可能存在多种可消除或难以消除的原因。

（5）排除上述因素后，应该警惕继发性高血压的可能性，启
动继发性高血压的筛查。

三、难治性高血压的治疗

第一，了解血压情况，提倡家庭血压及动态血压测量。

第二，尽量消除影响因素，主要有肥胖、代谢紊乱、钠盐摄入过多等。

第三，进行药物治疗，推荐选择常规剂量的普利类/沙坦类、地平类、噻嗪类利尿剂，也可根据患者特点和耐受性增加各类药物的剂量，应达到全剂量。如果效果还不行，可依据患者特点加用第四类降压药，可在螺内酯（醛固酮受体拮抗剂）、洛尔类（β受体阻滞剂）、唑嗪类（α受体阻滞剂）或可乐定（交感神经抑制剂）中做选择，但仍需要采用个体化治疗的原则。

第四，进行手术治疗。目前个别医院也开展手术治疗高血压，但手术治疗高血压的疗效和安全性方面的证据仍不充足，因此该方法仍处于临床研究阶段。

星语
星愿

- 难治性高血压一般发生于极少数人群，当您发现吃 3 种降压药且使用剂量已经充足，血压还是偏高时，一定要找专业的心血管医生看看！

看完您有没有收获：

正确答案

血压降不下来，加降压药就行吗？

☐ A. 可自行加药

☐ B. 必须经过专业的综合评估才可联合用药

> ❗ 58 岁，一年好几次血压突然升到 180mmHg，平时血压正常，什么原因？

谢女士，58 岁，发现高血压 3 年，大部分时间血压并不高。一年中有几次突然头晕、心悸，一测血压，高压为 180mmHg 以上，赶紧吃降压药，血压很快降到正常水平，可是最近发作频繁。

在门诊听完谢女士的描述，我告诉她："您这种高血压特别像继发性高血压。和我们平时说的高血压并不一样，平时我们说的高血压是原发性高血压，血压一般不会突然升高、突然降低；继发性高血压有时候就会突然升高、突然降低。"

谢女士说："前年查过一次，做过肾脏B超检查，没有问题。"

我说："继发性高血压有很多原因，肾脏当然是最常见的原因之一，但肾脏B超没有问题不一定能排除继发性高血压。目前根据您的症状，确实不能排除嗜铬细胞瘤，您先做肾上腺CT检查，再做儿茶酚胺分析，看看是否有继发性高血压。"

结果，CT显示肾上腺有个小瘤，儿茶酚胺水平也很高，确诊为嗜铬细胞瘤，接下来就需要手术治疗，手术治疗后谢女士未再发生血压突然升高的情况。

继发性高血压患者发生心血管疾病、脑卒中、肾功能不全的概率较高，而病因常被忽略以致延误诊治。

继发性高血压是病因明确的高血压，在高血压中占5%~10%，常见病因有肾性高血压、内分泌性高血压、阻塞性睡眠呼吸暂停综合征、药物性高血压和精神心理问题等。

一、肾性高血压

1. 肾实质性高血压

肾实质性高血压是青少年患高血压急症的主要病因，常见原因有肾炎、多囊肾、肾脏肿瘤等。

表现：肾脏病变常先于高血压或与其同时出现；血压较高且较难控制，易发展为恶性高血压；蛋白尿、血尿发生早，程度重，肾功能受损明显。

治疗：肾实质性高血压患者应低盐饮食；大量蛋白尿及肾功能不全患者宜摄入高生物价蛋白。有蛋白尿的患者应首选普利类或沙坦类作为降压药物；长效地平类、利尿剂、洛尔类、唑嗪类均可作为联合治疗的药物。

2. 肾动脉狭窄

肾动脉主干或分支狭窄，导致肾缺血，引起高血压及肾功能减退，在高血压患者中占 1%~3%。

表现：恶性或顽固性高血压；原来控制良好的高血压失去控制；高血压伴有腹部血管杂音；高血压合并血管闭塞证据（冠心病、颈部血管杂音、周围血管病变）；无法用其他原因解释的血清肌酐水平升高；急性肾功能不全；高血压伴有两肾大小不对称。

治疗：可通过狭窄部位球囊扩张、支架置入消除狭窄部位的血压动力学异常以达到降低血压的目的。如果是药物治疗，禁用普利类和沙坦类。

二、内分泌性高血压

1. 原发性醛固酮增多症

原发性醛固酮增多症（简称"原醛症"）是由肾上腺自主分泌过多醛固酮而引发的一种综合征。常见原因是肾上腺腺瘤、单侧或双侧肾上腺增生。

表现：夜尿增多、下肢乏力、周期性癫痫、持续性或利尿剂引起的低血钾、肾上腺意外瘤等。

治疗：螺内酯可用于控制原发性醛固酮增多症的高血压、低血钾，改善临床症状。

2. 嗜铬细胞瘤

嗜铬细胞瘤是由过度分泌儿茶酚胺引起的持续性或阵发性高血压以及多个器官功能和代谢的紊乱。

表现：阵发性头痛、多汗、心悸，可造成严重的心脑肾血管损害；大量儿茶酚胺进入血液致高血压危象、低血压休克及严重心律失常等嗜铬细胞瘤危象。

治疗：以手术治疗为主。

3. 库欣综合征

库欣综合征即皮质醇增多症，常见于垂体瘤或垂体外肿瘤、肾上腺腺瘤、腺癌或大结节样增生。

表现：向心性肥胖、水牛背、满月脸、瘀斑、肌肉萎缩、高血压、低血钾、骨质疏松症、泌尿系结石、男性性功能减退、女性月经紊乱或排卵异常等。

治疗：以手术治疗为主。

4. 肢端肥大症

肢端肥大症是由垂体肿瘤引起前叶分泌过多生长激素，从而导致水钠潴留，引起血压升高的疾病。

表现：额部低平宽大、下颌突出、四肢宽大、骨质疏松症、皮肤增厚、多汗、皮肤油脂多、持续性头痛等。

治疗：手术切除肿瘤是最有效的治疗方法，但手术有一定的危险，术前需做好充分准备。

三、阻塞性睡眠呼吸暂停综合征

阻塞性睡眠呼吸暂停综合征是睡眠期间咽部肌肉塌陷堵塞气道，反复出现呼吸暂停或口鼻气流量明显降低的症状。它是顽固性高血压的重要原因之一。

表现：睡眠时打鼾，频繁发生呼吸暂停。

治疗：降低体重和改良生活方式；口腔矫治器对轻、中度阻塞性睡眠呼吸暂停综合征有效；可适当考虑采用家用呼吸机甚至外科手术治疗。

四、药物性高血压

药物性高血压是常规剂量的药物本身或该药物与其他药物发生相互作用而引起的血压升高。当血压大于 140/90mmHg 时，可诊断为药物性高血压。

引发高血压的常见药物有如下几种。

1. 非甾体类抗炎药物

吲哚美辛、萘普生对血压影响较大，罗非昔布引起血压升高的现象较为明显。

2. 口服避孕药

口服避孕药是雌激素和孕激素的合剂，其中雌激素易引起高血压。

对于口服避孕药引起的血压升高，建议立即停药，一般停药后 3~6 个月血压会慢慢下降。如果 3~6 个月后血压仍未下降，需要降压治疗。

3. 糖皮质激素类药物

地塞米松、泼尼松等糖皮质激素类药物可以引起血压升高，主要是因为其具有盐皮质激素样作用，可引起水钠潴留，激活交感神经，促进肝脏合成血管紧张素原，增强肾素-血管紧张素-醛固酮系统作用，从而导致血压升高。

4. 抗抑郁药物

苯乙肼、异唑肼等单胺氧化酶抑制剂通过抑制单胺氧化性，使儿茶酚胺类物质和 5-羟色胺蓄积，引起血压升高；而丙米嗪、阿米替林等三环类抗抑郁药则是通过抑制去甲肾上腺素和 5-羟色胺的再摄取，从而增加突触间隙的浓度，起到拟交感作用，促使血压升高。

5. 免疫抑制剂

环孢素可以升高肾脏血管内皮素水平，降低肾小球滤过率，同时抑制前列腺素的合成和释放，促进血管收缩，从而导致血压升高。

使用环孢素出现血压升高的情况时，建议减量并观察血压变化，如减量后血压未下降，再选用降压药物进行对症治疗。

6. 抗肿瘤药物

紫杉醇、顺铂、贝伐珠单抗是易引起血压升高的抗肿瘤药物。

7. 麻醉药

此类药物会引起血压升高，一般在停药 24 小时内血压会逐渐下降。

8. 苯妥英钠

服用苯妥英钠后较易引起血压升高。出现血压升高的情况后应减量，减量后血压会慢慢下降。

9. 重组人红细胞生成素

重组人红细胞生成素用于治疗肾性贫血和恶性肿瘤相关贫血等难治性贫血，引起外周血管阻力增加，导致血压升高。

通常，药物引起的血压升高，在药物减量或者停药后，血压会逐渐下降至正常水平。如果血压不能自行下降，则可以选用降压药物进行治疗。

总之，控制高血压的时候，一定要了解是继发性高血压还是原发性高血压，因为两者的治疗原则和治疗方案不同。

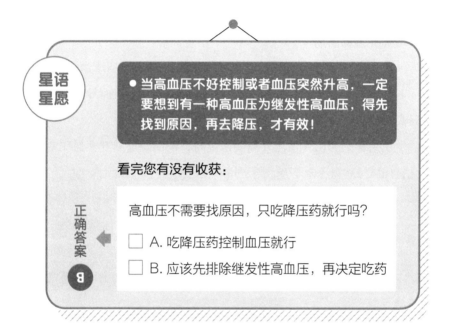

星语
星愿

● 当高血压不好控制或者血压突然升高，一定要想到有一种高血压为继发性高血压，得先找到原因，再去降压，才有效！

看完您有没有收获：

正确答案 B

高血压不需要找原因，只吃降压药就行吗？

☐ A. 吃降压药控制血压就行

☐ B. 应该先排除继发性高血压，再决定吃药

第九节 | 脉压过大或过小

> **!** 高压为 150mmHg，低压为 60mmHg，
> 脉压太大怎么办？

有一位老年高血压患者，80 岁，一测血压为 150/60mmHg。我仔细询问后得知，老人家平时身体不错，没有任何不舒服的感觉，出去遛弯儿还能走几千米，就是现在发现脉压太大。

对于老年人来说，脉压大很常见，如果能排除明确的疾病，大部分都是由于年龄增加，动脉硬化加重，低压越来越低。单纯高压高也是老年性高血压的特点之一，会造成脉压较大。

一、什么是脉压

高压与低压之差称为脉压。正常脉压为 30~40mmHg，脉压 > 60mmHg 称为脉压增大，< 20mmHg 称为脉压减小。

凡能影响高压和低压的因素，都可以影响脉压。

当每搏输出量增加时，高压升高，而低压变化较小，脉压增

大；反之，当每搏输出量减少时，高压下降，脉压减小。

心率降低，舒张期射血时间延长，舒张末期动脉的残余血量少，低压降低，脉压增大；反之，心率升高，则低压升高，脉压减小。

二、脉压增大的原因

高血压合并动脉粥样硬化，使动脉壁弹性减弱，高压升高，低压降低，脉压增大。

长期高血压造成心脏增大，导致高血压性心脏病或心脏动脉瓣关闭不全，进而导致脉压增大。

全身系统疾病如甲状腺功能亢进或严重贫血也会导致脉压过大。

如果遇到脉压增大的情况，需要排除以上原因，如没有明确疾病，尤其老年人无须特殊处理，主要参考高压即可。

三、脉压增大的危害

高压高、脉压增大是老年高血压患者的主要特点，单纯高压高在老年高血压患者中占 60%~80%，在大于 70 岁的老年高血压患者中，占比可达 80%~90%。

并不是脉压增大就会增加心脑血管风险，因为脉压增大主要是由年龄导致的，而心脑血管疾病也会随着年龄增加而高发，脉压增大和心脑血管疾病都可能只是年龄增大的结果。

对于老年人，低压正常或偏低、高压高是常见的一种现象，这时候多关注高压，而不用太担心低压和脉压。

四、脉压减小的原因

1.动脉血管弹性很好

血管弹性越好，心脏收缩期血管内所储存的能量就越多，舒张期血管内的压力就越高，低压过高，脉压就减小。

2.外周血管阻力增大

肥胖、酗酒、运动少、精神压力大等因素引起外周血管阻力增大，使心脏收缩期血液向全身传输更少，到了舒张期血管内仍然存在较多血液，所以低压就会升高，那么相对来说脉压就减小。

3.心率过快

其原因包括精神压力大，喝酒、浓茶、浓咖啡多，睡眠不足，运动过少等。心率越快，两次心跳的间隔时间就越短，低压就会越高，脉压就减小。

以上这些特点更多见于年轻人，因为年轻人常常高压正常、低压偏高，结果就是脉压小，这也属于高血压。

总之，我们要关注的首先是有没有高血压，其次才是脉压，脉压如果不在正常区间，可以问问心血管医生。大部分老年人脉压大，中青年人脉压小，属于常见现象，把血压控制在正常水平才是关键。

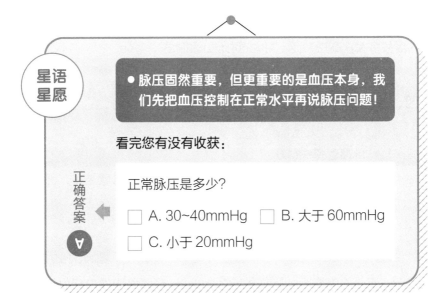

星语
星愿

● 脉压固然重要，但更重要的是血压本身，我们先把血压控制在正常水平再说脉压问题！

看完您有没有收获：

正
确
答
案

A

正常脉压是多少？

☐ A. 30~40mmHg   ☐ B. 大于 60mmHg

☐ C. 小于 20mmHg

第十节 | 低压高

> **!** 不到 30 岁，单纯低压高，是不是高血压？
> 要不要吃药？

　　小胡，28 岁，血压为 120/100mmHg，是不是高血压？

　　在众多高血压患者中，有一部分人和小胡一样仅仅低压高，很多人觉得这种情况不属于高血压。

　　不管是高压还是低压，任何一项血压高于正常值，都要考虑为高血压。

　　如果按照高压、低压划分，高血压可分为三种：单纯高压高于 140mmHg；单纯低压高于 90mmHg；两者都存在。

　　血压形成包括几个要素：大血管弹性、心脏收缩能力、外周血管阻力。心脏收缩时形成高压，大动脉回缩时形成低压，而影响低压形成的重要因素是外周血管阻力。

一、为什么低压高

　　交感神经兴奋可促进去甲肾上腺素的释放，激活肾素–血管紧张素–醛固酮系统，收缩血管，增加外周阻力，使低压升高。肥胖、久坐不动、熬夜等不良因素，心肺功能得不到有效的锻炼，身体各部分得不到有效的休息，体内循环系统长时间处于激活状态，心功能减弱，也会引发低压升高。

单纯低压高，或高压正常但低压高于正常值，多发于年轻的高血压患者。

二、单纯低压高怎么办

1. 改进生活方式

从改变生活方式入手，缓解压力，坚持运动，保证睡眠，戒烟戒酒。如果喝完浓茶或咖啡不适，那就尽量少喝或不喝，同时低盐、低脂、低糖饮食，保持良好的心态，放松心情，保持规律的作息等。

低压升高的患者常为肥胖者，多伴有血脂、血糖等异常。所以，注意控制体重，并监测血糖、血脂等指标，这对于血压的管理至关重要。

如果通过生活方式的改变，低压仍无法达标，那就需要服用降压药。

2. 选择合适的降压药

目前没有单纯降低高压、低压的药，所有的降压药同时作用于高压、低压。我们只有根据自己的情况，选择一些可能更适合降低压的药物。

根据临床经验及很多医生的总结，如果没有禁忌，在健康生活方式的基础上，静息心率大于 80 次 / 分，可以选用洛尔类降压药；心率不快，可以选择普利 / 沙坦类降压药，这几类药可以抑制交感神经系统兴奋。

经常有人问："是高压升高危险，还是低压升高危险？"其实不管是高压高还是低压高，都有危险。

低压每降低 5mmHg，脑梗死、脑出血风险降低 40%，冠心病、心绞痛、心肌梗死风险降低 14%。

高压每降低 10mmHg，脑梗死、脑出血风险降低 30%，冠心病、心绞痛、心肌梗死风险降低 23%。

总之，不管是高压还是低压，只要高于正常值，都需要考虑高血压。高血压患者无论是改变生活方式还是服用药物，目的都是：血压达标！

第一降压目标为 140/90mmHg 以下！

第二降压目标为 130/80mmHg 以下！

理想降压目标为 120/70mmHg 左右！

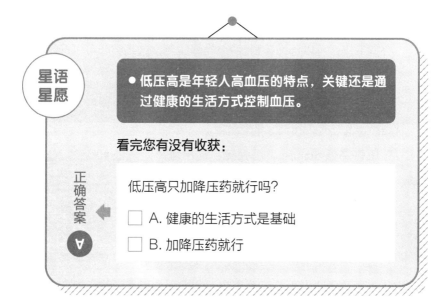

星语
星愿

● 低压高是年轻人高血压的特点，关键还是通过健康的生活方式控制血压。

看完您有没有收获：

正确答案

低压高只加降压药就行吗?

☐ A. 健康的生活方式是基础

☐ B. 加降压药就行

如何判断高血压有没有
造成脏器损伤

> **!** 体检时血压为 145/90mmHg，
> 没症状，对身体有没有损害?

　　网络上有个粉丝告诉我，他体检时发现血压为 145/90mmHg，
也不知道高血压对身体脏器有没有损害。

　　如何才能判断高血压对身体有没有损害呢?

　　高血压对人体的损害是长期而缓慢的，如果已经确诊高血压，
但不知道是什么时候发生的，那最好做进一步检查，否则就无法
判断高血压是否已经对身体造成损害。需要检查以下几方面。

　　1.心脏

　　心电图、心脏彩超检查可明确判断高血压对心功能是否有影响。

　　心电图、运动试验、冠脉CT、心脏磁共振、心脏核素或冠脉
造影等检查有助于判断高血压对心血管是否有影响。

　　2.大脑

　　头颅磁共振或CT检查有助于发现脑腔隙性病灶、症状性脑血
管病变及脑白质损害。经颅多普勒超声检查对诊断血管痉挛、狭

窄或闭塞有一定帮助。

3.肾脏

高血压患者应定期检查尿白蛋白排泄率或尿白蛋白/肌酐比值。

4.大血管

颈动脉彩超检查有助于了解大血管情况，踝臂血压指数能有效筛查和诊断外周动脉疾病、预测心血管风险。

5.眼底

视网膜动脉病变可反映小血管病变情况，高血压合并糖尿病患者的眼底镜检查尤为重要。

如果我们积极预防高血压，就会避免很多麻烦；如果我们长期监测血压，就能第一时间发现高血压，避免高血压并发症出现。

星语星愿

● 为什么医生反复强调大家多测量血压？因为我们不知道什么时候血压就会升高，高血压持续时间越长，对脏器损害就越大；只有早预防、早发现、早控制高血压，才能减轻及避免各种脏器损伤。

看完您有没有收获：

高血压长期没有控制，没有症状，就说明没有脏器损伤？

☐ A. 跟着感觉走，没错

☐ B. 需要做进一步检查

正确答案 ← B

小结

血压不能过高或过低，就好比心跳、呼吸不能太快或太慢。心跳、呼吸太快或太慢，我们会受不了，甚至有生命危险。所以心跳、呼吸的频率有一个正常区间，血压也有一个正常区间，这就是我们一直说的正常血压。

我们在关注高血压的同时，还要知道脉压。

脉压增大多见于老年人，一个主要原因就是老年人高压高、低压正常或偏低，如果没有特殊情况，不用过多担心。

脉压减小多见于年轻人，一个主要原因就是年轻人低压高，如果没有特殊情况，也不用过多担心。

不管是高压高，还是低压高，或是高压、低压都高，我们都得想办法把它们降到正常或理想水平。

有些人不知道自己什么时候血压升高，"莫名其妙"地变成了高血压患者，那么最好去检查长期高血压是否导致脏器损伤，这一点非常重要。

当然，如果没有心脑肾或大血管损伤，那说明高血压还不严重，这是一件好事情，但以后我们不但要控制血压，而且要定期检查心脑肾和大血管，以便及时发现心血管疾病，及时治疗。

　　要管理好血压，得从测量血压开始。那么我们如何测量血压呢？

　　请看"测量篇"。

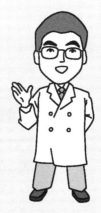

3
测 量 篇

我们在"疾病篇"明确了高血压的危害，在"判断篇"了解了如何判断有没有高血压，那么我们如何测量血压呢？

准确测量血压是判断有没有高血压以及管理血压的基础。

有人说："我每个月去医院，让医生给我量一次，又准确又省事。"

去医院找医生或护士测量血压，当然没问题，测量的结果也比较准确，但有一个问题，一个月去一次医院测量一次血压，怎么能代表一个人的整体血压水平呢？比如张三 1 月 1 号去医院测量的血压是 120/80mmHg，他以为他的血压正常，可是张三的血压 3 天后就可能是 140/90mmHg，1 周后可能因为某些因素升高到 160/100mmHg。

所以，一个月去一次医院测量的一次血压，并不能完全代表一个月的血压水平。血压很"调皮"，需要经常测量，这样我们才知道血压高不高，才知道如何管理血压。

还有人说："现在都是电子血压计，很智能，买一台电子血压计，袖带一绑，按钮一按，血压计的语音提示就会告诉我血压是多少，甚至还能告诉我血压高不高。"

其实，测量血压不仅仅是买一个电子血压计那么简单，更主要的是测量方法和细节。如果没掌握方法，不注重细节，常常无法准确测量血压，以致测量结果误差极大，对判断是否有高血压及管理血压带来困难。

比如张三的血压本来是 130/80mmHg，可是因为测量方法不对，血压测量结果是 170/100mmHg，张三随后马上吃降压药，结果就可能导致低血压，发生生命危险。

不能准确测量血压，何来判断血压、管理血压？

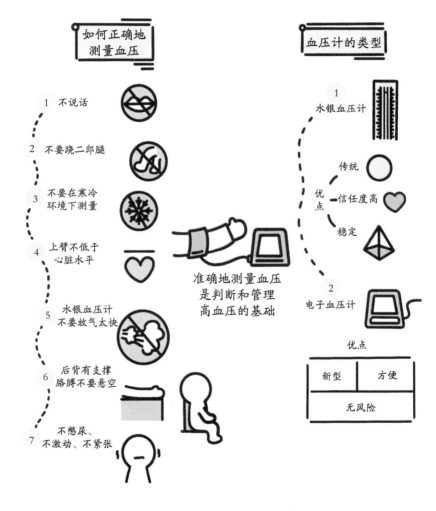

如何正确地测量血压

1 不说话

2 不要跷二郎腿

3 不要在寒冷环境下测量

4 上臂不低于心脏水平

5 水银血压计不要放气太快

6 后背有支撑胳膊不要悬空

7 不憋尿、不激动、不紧张

准确地测量血压是判断和管理高血压的基础

血压计的类型

1 水银血压计

优点

传统

信任度高

稳定

2 电子血压计

优点

新型	方便
无风险	

第一节 | 血压高不等于高血压

! 68 岁，高压为 150mmHg，为何医生说不是高血压？

68 岁的周阿姨，高压为 150mmHg，有医生建议她吃降压药，可是周阿姨不愿意吃药。

后来，周阿姨找到我，问有没有不吃药就可以降血压的办法。

我说，如果真是高血压，除保持健康的生活方式外，还需服药。经详细询问，我得知周阿姨那段时间因家里有事而睡眠不足，建议周阿姨先戴一个 24 小时血压计监测血压，以便判断有没有高血压，可是周阿姨不愿意花这 290 元钱的检查费。

我说不戴也行，但每天必须多测量几次血压，并把血压结果记录下来，看看到底有没有高血压。如果睡眠改善后，血压能恢复到 140mmHg 左右，就暂时不用吃药；但如果睡眠改善后，血压还是高于 150mmHg，那么就随时来看诊。

一个月后，周阿姨拿着自己的血压记录本来复诊。一个月以来，周阿姨每天都详细记录 5 次血压，从不间断，其中大部分血压都在 140mmHg 以下，只有一次血压为 158mmHg，最后我决定暂时不让她吃降压药，先观察。

诊断高血压要符合以下三个条件。

（1）必须在不同日测量 3 次血压，都高于 140/90mmHg。

（2）在没有吃降压药的前提下才能判断。

（3）选择准确的血压计及正确的测量方法。初次就诊测量血压时，应至少测量 2 次，间隔 1~2 分钟，若差别≤5mmHg，则取 2 次测量的平均值；若差别＞5mmHg，应再次测量，取 3 次测量的平均值。

一次血压高不能确诊高血压，不能因此吃降压药。很多情况可能会引起血压升高，如睡眠不好、情绪激动、抑郁、大量喝酒、憋尿、运动、疼痛等，在这些情况下测量血压都可能超过 140/90mmHg，但不能据此就诊断为高血压。

从周阿姨这一个月的血压来看，可排除高血压。我们不能忽视高血压，更不能随意诊断高血压，也不能轻易吃降压药，因为如果不是高血压，吃了降压药，可能造成低血压风险！

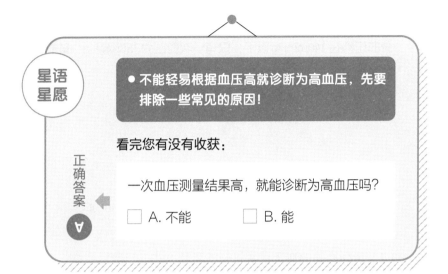

星语星愿

● 不能轻易根据血压高就诊断为高血压，先要排除一些常见的原因！

看完您有没有收获：

正确答案

一次血压测量结果高，就能诊断为高血压吗？

☐ A. 不能　　　☐ B. 能

第二节 水银血压计

> ❗ 水银血压计的水银泄漏，护工处理不当，导致医护人员中毒！

　　有一天中午门诊结束后，我觉得有点头痛，想着可能是话说多了，加上没喝水的缘故。

　　可是和我一起出门诊的小樊护士说她也头痛。

　　正当我不解的时候，打扫卫生的孙姐走过来了。

　　孙姐说："昨天下午擦桌子，不小心把血压计掉地上了，今天还能用吗？"

　　小樊说："今天用的是电子血压计，好着呢。"

　　孙姐说："是铁的那个，当时掉地上了，还有好多'水'流出来，我用笤帚扫了扫。"

　　我赶紧说："孙姐，水银血压计摔破了就会漏水银，您没用手直接碰水银吧？"

　　孙姐说："我没拿手碰，就是用笤帚把水银扫到桌子底下去了。"

　　我终于知道为什么我和小樊都头痛了，可能是水银中毒了。我叫小樊赶紧离开门诊办公室去外面透透气。多亏水银量小，到第二天上午，我们的头痛症状就消失了！

一、水银血压计的特点

水银（汞）是常温下为液态的金属物质，常温下可蒸发。水银中毒以慢性多见，以神经异常、齿龈炎、震颤为主要症状。大剂量汞蒸气吸入或汞化合物摄入会发生急性汞中毒。

1. 原理

水银血压计采用的是柯氏音法。柯氏音法是医生用听诊器听血管内血液流动的声音来测量血压。

自己在家测量血压时，如果没有及时记录血压读数，可能会有较大的误差。水银血压计没有奇数数值，都是偶数数值。

2. 优点

水银血压计是一种传统的血压计，如果测量方法正确，测量结果基本准确，且具有良好的稳定性。

3. 缺点

自己很难给自己测量血压，需要他人协助。每次测量前必须检查刻度管内水银凸面是否正好在刻度零位；测量完毕后将血压计向右侧倾斜45°后将开关关闭，以免水银泄漏。水银泄漏会影响测量的准确性，且水银有毒。如果测量方法不当，那么测量结果也会有很大误差。

二、水银血压计的使用方法

（1）测量血压前应该休息 5~10 分钟；上楼梯、快走后马上测量血压，结果肯定偏离自己的真实血压。

（2）检测者一般采取坐位，测上臂血压，上臂应与心脏保持水平。

（3）将袖带绑在上臂，袖带气囊的中部应对准肱动脉，袖带下缘应在肘弯上 2.5cm 处（听诊器应置于肱动脉搏动处，而不应塞在袖袋下）。

（4）袖带充气至高于一般血压上限（肱动脉搏动消失水平）30mmHg，然后缓慢放气，放气速度为 2~6mmHg/s。

听到的第一声搏动音就是高压，消失音为低压。如声音持续不消失，低压以变音时算。

（5）两次测量间隔 3 分钟以上，并且部位、体位要一致。

（6）每次用完记得关闭水银阀，这样水银不会泄漏。

三、水银泄漏的处理办法

有人看到水银泄漏，或者害怕，或者不当回事，装作没看见，岂不知水银在常温下就会蒸发，容易引起中毒。

用抹布擦水银，会增加水银和空气之间的接触面积，使水银更容易蒸发，增加空气中水银的浓度。有些人吸入汞蒸气后不会出现明显症状，但可能发生慢性中毒。

水银泄漏怎么办？戴上手套，用纸片或棉棒将水银收集起来，再把这些水银放到盛有水的瓶子中，水银的密度比水大，所以它会稳定地沉在水底，不再蒸发；打开门窗通风，降低空气中汞蒸气的浓度，从而减弱其对人体的毒害。

　　水银温度计和水银血压计是我们常接触的测量工具，大家使用时一定要小心，建议大家在家尽量不要使用水银血压计。可是电子血压计准吗？我们下节探讨！

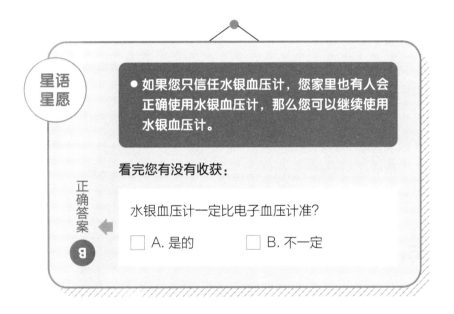

星语
星愿

● 如果您只信任水银血压计，您家里也有人会正确使用水银血压计，那么您可以继续使用水银血压计。

看完您有没有收获：

正确答案 B

水银血压计一定比电子血压计准？

☐ A. 是的　　　☐ B. 不一定

第三节 | 电子血压计

> ❗ 每次都去医院测量血压，原因就是不相信电子血压计！

"王医生，麻烦您给我测血压，而且必须用水银血压计！"

有一天上午，门诊来了一位 66 岁的阿姨，她发现自己有高血压半年了，医生让其回家买个电子血压计监测血压。可这位阿姨不相信电子血压计，每周都来挂号找医生测血压。后来她特意找我用水银血压计给她测血压，她自己也买了一个水银血压计，让我教她如何使用水银血压计。我用水银血压计和电子血压计分别给她测了血压，两次测量结果基本一致。我告诉这位阿姨，独自一人很难用水银血压计测量血压，需要别人协助，最好选择电子血压计，操作方便。

一、电子血压计的特点

1. 原理

电子血压计采用示波法。示波法是通过测量血液流动时对血管壁产生的振动来得出血压值。

2. 数值

电子血压计测出什么值就显示什么值，精确到个位。

3. 优点

它是新型血压计，测量方便，容易操作，无风险。

4. 缺点

确实有质量不过关的电子血压计给大家带来困扰，导致大家不信任它。

二、电子血压计的测量方法

（1）测量前先休息 5~10 分钟，测量血压时，安静、舒适地坐好，两腿自然分开，全身放松。

（2）脱去上臂衣袖，将气囊袋紧绑在上臂，其"△"标记应对准肱动脉处，袋下缘应在肘窝上 2~3cm 处，袖带不宜过紧、过松，以可插入一个手指的松紧度为宜。

（3）上臂应与心脏保持水平，冬日注意保暖以防止颤抖。

（4）上臂周长大于 32cm 时，应用 16cm×65cm 的大号气囊袋。

（5）在自动测量过程中，不能动，否则肌肉运动导致的假波使测量失败。

（6）两次测量间隔 3 分钟以上，并且部位、体位要一致。

三、电子血压计不准的原因

理论上电子血压计和水银血压计的测量结果应该一样，至少相差不多，但为什么大家总觉得电子血压计不如水银血压计准确呢？

（1）仪器本身有精确度的问题，购买时最好选择口碑好的产品。

（2）有使用者的操作问题，操作不当会引起数值出入较大。

上臂式电子血压计的袖带绑得过松、过紧都会使血压测量结果发生偏差，袖带与手臂之间应能自由伸进一个手指。末梢循环系统障碍者（一般可由糖尿病、动脉硬化等疾病引起）的手腕与上臂的血压测量结果可能有较大差距，建议使用臂式电子血压计而不是腕式血压计。

（3）如测量方法不正确，那么选择哪种血压计都不准，水银血压计更不准，因为水银血压计需要人听，误差本身就大，而电子血压计显示的数据我们都能看到。

一般不推荐用腕式和指套式血压计监测血压，这主要是因为手腕低于心脏水平，而手指受动脉弹力回波的影响明显，所以这两种测量结果不够准确，手腕、手指和上臂的血压测量结果相差较大。

建议选择臂式血压计。有人还在怀疑电子血压计的准确性，那我们反问一下自己："咱们现在用的电子表都不如机械表准吗？"奥运会百米计时器用的也是电子表而不是机械表吧！

不要先入为主，认为新发明的东西就不好！科技在不断发展，人类在不断进步，要相信科学！

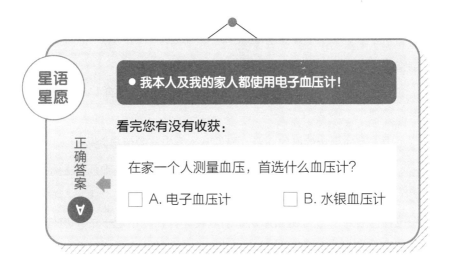

星语星愿

● 我本人及我的家人都使用电子血压计！

看完您有没有收获：

在家一个人测量血压，首选什么血压计？

☐ A. 电子血压计　　☐ B. 水银血压计

正确答案 A

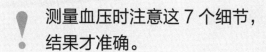

测量血压时注意这 7 个细节，
结果才准确。

　　有天下午，李大妈在门诊排队不耐烦了，一直催我给她测量血压，说她很着急。

　　我说："在着急的情况下，就算给您测血压，结果也不是很准。"

　　她说："您先测吧。"

　　没办法，患者的这种要求还是要满足。

　　一测，结果为 50/90mmHg。

　　"怎么高了呢？最近一直都很平稳呀！"李大妈一边嘀咕一边小跑着出了诊室。搞得我一头雾水，她这是要去哪里呀？过了十几分钟，李大妈又回来了。我说："您刚才干什么去了？"

　　李大妈说刚才憋尿，现在不着急了。原来如此！

　　我让李大妈休息 10 分钟后再测量一次，结果是 136/82mmHg。这就是血压，很"调皮"。

测量血压是判断有没有高血压的基础，只有准确测量血压，才能判断自己有没有高血压！

要准确测量血压，必须注意以下事项，否则测量结果不准导致误诊高血压。

一、测量血压时的 7 件事

1. 不要说话

在测量血压的时候，说话相比不说话，测量结果可能高 5~19mmHg。我们举一个极端的例子，张三的高压平时是 130mmHg，这算正常，可是在给张三测量血压的时候，张三不断说话，高压的测量结果是 149mmHg，比之前高了 19mmHg，张三就可能被误诊为高血压。

2. 不要跷二郎腿

研究显示，在测量血压的时候，跷二郎腿相比不跷二郎腿，测量结果可能高 2~15mmHg。我们再举一个极端的例子，李四的高压平时是 130mmHg，在测量血压的时候，李四跷着二郎腿，测量结果是 145mmHg，比平时高了 15mmHg，李四就可能被误诊为高血压。

有一个谣言说跷二郎腿会导致高血压，可能就是因此产生的。跷二郎腿并不会导致高血压，只是测量结果可能高于真实血压而已。

3. 尽量不要在寒冷的环境下测量

通过观察发现，在寒冷环境下相比在温度合适的环境下测量血压，结果可能高 5~23mmHg。

4. 上臂不要低于心脏水平

研究显示，测量血压时上臂位置低于心脏水平，相比上臂与心脏在同一水平，测量结果可能会高 3~20mmHg。

所以，在测量血压的时候，上臂要与心脏在同一水平。

5. 水银血压计放气不要太快

研究表明，使用水银血压计时，袖带放气太快，低压会升高 2~6mmHg。

所以，如果使用水银血压计，不宜放气过快。

6. 后背要有支撑，胳膊不要悬空

很多人测量血压的时候，胳膊悬空，这样测量结果也有误差。研究显示，后背没有支撑或胳膊悬空，相比后背有支撑及胳膊放在桌子上支撑着，测量结果高 2~6mmHg。

所以，测量血压时，胳膊不宜悬空，应该放在桌子上面，最好坐一个有靠背的椅子让后背有支撑。

7. 不要憋尿、激动、紧张

有的人憋着尿测量血压，那也不准。有的人去医院测量血压，结果就高，这是因为人到医院或多或少都会紧张、激动，那么测量结果就可能偏高。

测量时憋尿、激动、紧张等，测量结果可能会高 4~11mmHg。

所以，我们测量血压时，尤其初期判断自己有没有高血压的时候，一定要做好准备。除要准备一个准确的血压计外，更要掌握正确的测量方法。不要在运动、憋尿、吸烟、喝咖啡、喝浓茶、饮酒、受寒、激动等情况下测量血压。测量血压时要尽量选择安静、室温合适的环境；坐在一个靠背椅上，让后背有支撑；胳膊放在桌子上，与心脏保持同一水平；不要说话，不要跷二郎腿。

二、测量血压的 5 点疑问

1. 坐着还是躺着

测量血压常采用的体位是坐位或仰卧位，但这两种体位的测量结果有差别。坐位测量的低压较仰卧位高约 5mmHg，高压差别尚有争议。如果严格调整袖带的位置，使之与右心房在同一水平，仰卧位测量的高压较直立位高约 8mmHg。

2.测量左臂还是右臂

答案其实很简单，就是哪一边胳膊测量的血压高，以哪一边为准。我们大部分人两边胳膊测量的血压都不一样，并且年龄增长或某种疾病也会导致一侧胳膊的血压偏低，而较高一侧胳膊的血压才是真实的血压。

3.测量几次

测量血压时，应相隔 2~3 分钟重复测量 1 次，取 2 次读数的平均值。

如果 2 次读数相差 5mmHg 以上，应再次测量，取 3 次读数的平均值。

4. 在医院测还是在家测

多在家测量血压，一方面能更多地了解自己的血压，另一方面能排除各种干扰，结果更准确。

5. 几点测量更准确

只要您的血压计准，测量方法正确，在任何时间测量血压都是准的。

大多数人血压波动的特点是"两峰一谷"，即上午 6~10 点为第一高峰，16~20 点为第二高峰，凌晨 0~4 点为明显低谷。全天测定的血压值画出来的曲线就像一把长柄勺子，医学上称为"勺型血压"。

而老年人的昼夜血压节律除"两峰一谷"外，在 12~14 点还有一个低谷，比年轻人多出一段血压低谷期，呈现为"两峰两谷"。

如果没有特殊情况，可以选择在两个高峰时段测量血压，能说明一定的问题。如果这两个高峰时段血压正常，基本上全天的血压就正常。

三、特殊情况特殊测量

1. 清晨高血压

清晨血压是清晨醒后 1 小时内、服药前、早餐前的家庭血压测量结果，或动态血压记录的起床后 2 小时血压。清晨血压一般明显高，所以家庭自测血压一般都要监测清晨血压。

血压的晨峰现象显著增加晨起时段高血压患者的心脑血管风险。晨起血压控制不良的高血压患者发生心绞痛、心肌梗死、脑卒中等恶性事件的风险大大增加。

所以新发高血压患者早晨起来要多测量血压，看看自己有没有清晨高血压。

2. 夜间高血压

大部分人都是白天血压高，夜间血压相对较低。但有少数人夜间血压比白天还高。

《循环》杂志上发表的一项研究表明，睡眠时血压每增加20mmHg，心血管风险升高18%，心力衰竭风险增加25%。

睡眠不佳、阻塞性睡眠呼吸暂停综合征、降压药的选择不合适、吃的短效降压药作用时间太短等，都会导致夜间血压偏高。要根据自身实际情况，或者吃睡眠药物，或者改善阻塞性睡眠呼吸暂停综合征，或者调整降压药，以降低夜间血压。

如果怀疑夜间血压不稳定，可以佩戴动态血压监测计，这样夜间睡眠时可以自动测量血压，并且记录血压数据，以便我们更好地评估血压，控制血压。

3. 餐后低血压及体位性低血压

如果老年人餐后出现头晕、乏力、困倦、嗜睡甚至晕厥等症状，就要注意监测餐后血压。餐后低血压也是老年高血压的特点。

很多老年人突然从坐位起身，就会感觉头晕、眼前发黑等，这大多是体位性低血压，又称直立性低血压。一方面老年人的调节能力减弱，体位改变会导致低血压；另一方面服用唑嗪类降压药，也可能会造成体位性低血压。

老年人如果出现上述情况，应该及时测量血压，排除低血压。

当然，如果我们想更详细地了解全天的血压水平及波动情况，最好进行动态血压监测，了解高血压或低血压的发生轨迹，观察血压变化，判断药物疗效，并为医师调整降压药物提供依据。

我们只有准确地测量血压，才能判断是不是高血压，而测量血压并不是大家想象的那么简单。

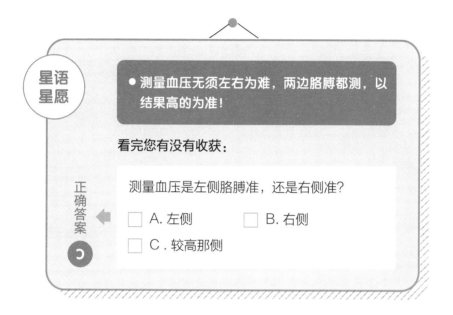

小结

准确测量血压是高血压管理过程中的关键一环。

管理血压好比射击，测量血压就是那个靶子。如果不能准确测量血压，就相当于连靶子都没有，那我们如何射击？

要准确测量血压，当然得有一个准确的血压计。无论是水银血压计，还是电子血压计，都能准确测量血压，但每隔几年最好校正一下自己的血压计。当然，现在更鼓励大家使用电子血压计，这一点我已经在前面提到。

血压计是测量血压的硬件，测量方法是测量血压的软件；硬件、软件都好，才能准确测量血压，才能为进一步管理血压提供依据。

测量血压时的 7 件事我都做了详细交代。希望大家能够更加准确地测量血压，找准靶子，才好射击，才能击中"高血压"这个敌人。

靶子找准了，下一步就是射击，也就是控制高血压。控制高血压不仅仅是依靠降压药这么简单，控制高血压的基础是健康的生活方式，那么如何才能通过健康的生活方式来防治高血压呢？

请看"防治篇"。

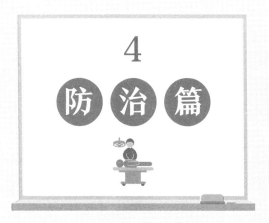

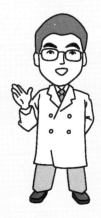

4

防治篇

我们知道高血压的危害，知道如何判断有没有高血压，知道如何准确测量血压，还要知道如何防治高血压。

要防治高血压，得先了解高血压是怎么产生的，只有找到高血压的原因，才能有效防治高血压。

高血压到底是怎么发生的？我觉得是人类"发明"了高血压。为什么这么说呢？

我们先来看看几十年来我国高血压的发展趋势。《中国高血压防治指南（2018年修订版）》显示了我们国家6次高血压患病率的调查。

第1次是在1958年，患病率为5.1%。

第2次是在1980年，患病率为7.7%。

第3次是在1991年，患病率为13.6%。

第4次是在2002年，患病率为18.8%。

第5次是在2012年，患病率为25.2%。

第6次是在2015年，患病率为27.9%。

我们可以看到，这几十年来，高血压患病率一直上升。

《中国高血压防治指南（2018 年修订版）》分析了高血压的 5 大发病因素：饮食不健康、超重或肥胖、烟酒摄入过多、精神压力过大、其他因素。

饮食不健康，尤其高钠盐饮食对我国人群的高血压有主要影响，高油、高糖及精细粮饮食也有影响。2012 年我国成年居民的烹调盐摄入量平均为 10.5g，比《中国高血压防治指南（2018 年修订版）》推荐的盐摄入量高 75%，且我国人群普遍对钠敏感，更容易发生高血压。也就是说，我们的饮食整体偏咸，且北方地区的盐摄入量高于南方！

吃得不健康，运动过少，体力劳动减少，结果可能就是超重或肥胖。超重或肥胖显著增加全球人群全因死亡风险，也是高血压的主要发病因素。目前我国超重和肥胖的成人超过了半数，超重和肥胖与高血压患病率关联显著。向心性肥胖（大肚腩）与高血压的关系较为密切，随着内脏脂肪指数的增加，高血压风险增加。

生活越来越好，喝酒的人越来越多。很多人都错误地认为喝酒降血压，少量喝酒短期血压可能会下降，但过量饮酒会升高血压。我国成年饮酒者的有害饮酒率为 9.3%。限制饮酒与血压下降显著相关，酒精摄入量平均减少 67%，高压下降 3.31mmHg，低压下降 2.04mmHg。近年来大量的研究显示，长期饮酒不仅会导致血压升高，还会增加各种心血管风险及死亡率。

现代人生活节奏快，精神压力大成为高血压的危险因素，精神压力可激活交感神经系统，从而使血压升高。精神压力常表现为焦虑、抑郁、疲劳、紧张、愤怒、恐慌或悲观等。

研究显示，精神压力大的人发生高血压的风险是正常人群的1.5 倍。

除以上高血压危险因素外，其他危险因素还包括年龄（随着年龄增加，高血压风险增加）、高血压家族史，以及糖尿病、高脂血症等。近年来大气污染加重，也被认为是可能导致高血压高发的一个原因。

吃得太咸、太油、太精细，烟酒摄入太多，活动太少，身体太胖，压力太大，环境污染严重，这些都是我们人类主动造成的。看完这些，难道您不觉得是我们人类自己"发明"了高血压吗？

解铃还须系铃人，防治高血压，还得先从自身做起。

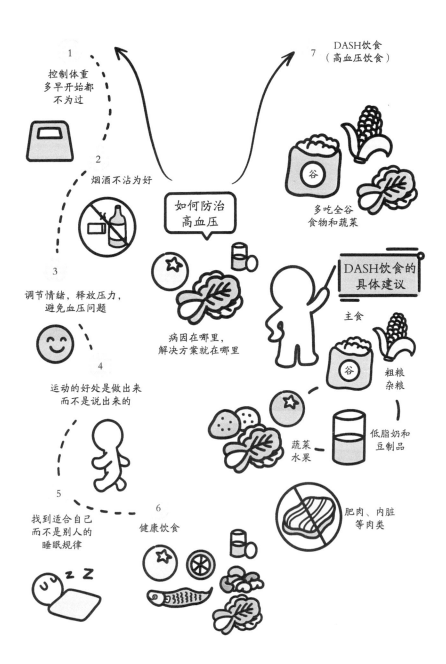

1
控制体重
多早开始都
不为过

2
烟酒不沾为好

3
调节情绪，释放压力，
避免血压问题

4
运动的好处是做出来
而不是说出来的

5
找到适合自己
而不是别人的
睡眠规律

6
健康饮食

如何防治
高血压

病因在哪里，
解决方案就在哪里

7 DASH饮食
（高血压饮食）

多吃全谷
食物和蔬菜

DASH饮食的
具体建议

主食

粗粮
杂粮

蔬菜
水果

低脂奶和
豆制品

肥肉、内脏
等肉类

第一节 | 控制体重

 40 年来，肥胖人数增加了将近 7 倍!

老孙是我的一个朋友，40 岁，比较胖，血压是 160/100mmHg，被诊断为高血压。

我说："您体重超标吧？"

他说："我个子高，本来就应该重。"

我说："就算您高，估计也超重，主要是肚子大；看一个人胖不胖，肯定要看身高和腹部，但更准确的方法是看体重指数。"

尤其对于高血压患者来说，控制体重是一个很好的降压方法。

听了我的意见，他开始减肥，目前在不吃药的情况下，血压已经降到 130/80mmHg。

老孙的经历告诉大家，减肥真的能降压!

2020 年 12 月 23 日，国务院新闻办公室举行新闻发布会，发布了《中国居民营养与慢性病状况报告（2020 年）》。

该报告指出，成人的超重率为 34.3%，肥胖率为 16.4%，也就是说有 50% 的成人体重超标！6 岁以下儿童的超重率为 6.8%，肥胖率为 3.6%；6~17 岁人群的超重率为 11.1%，肥胖率为 7.9%。教育部《2013 年全国学生体质健康检测报告》显示，北京中小学生肥胖率已高达 19%，其中 10% 都有脂肪肝！

数据显示，自 1980 年以来，全球肥胖成人的数量已从 1 亿增加到 6.71 亿；我国人群中超重和肥胖的比例明显增加，35~64 岁人群的超重率为 38.8%，肥胖率为 20.2%，其中女性高于男性，城市人群高于农村人群，北方居民高于南方居民。

一、肥胖的标准

体重指数（BMI）是国际上常用的衡量人体肥胖程度和健康的重要标准，主要用于统计分析。

计算公式为：BMI = 体重（kg）÷ 身高的平方（m）。

BMI 的国际标准是：BMI 为 18.5~24.9 属正常，BMI > 25 为超重，BMI > 30 为肥胖。

亚洲人体格偏小，用国际标准来衡量是否肥胖不合适。《中国成人超重和肥胖症预防控制指南》指出了中国的 BMI 标准：中国人 BMI 的最佳值是 20~22，> 23.9 为超重，> 30 为肥胖。

如今肥胖现象越来越显著，尤其是向心性肥胖，它以腹部肥胖为主，表现为腰围增大。站立时，量腰围和臀围的尺寸，然后用腰围尺寸除以臀围尺寸，得出腰臀比。男子腰臀比的上限是

0.85~0.9，女子为 0.75~0.8，超过这个范围就可以定义为向心性肥胖。

二、肥胖与高血压的关系

《中国高血压防治指南（2018 年修订版）》指出，BMI≥24，高血压风险升高 3~4 倍；BMI≥28，90%有心血管疾病或代谢疾病。

男性BMI每增加 1.7 或腰围增加 4.5cm，女性BMI每增加 1.25 或腰围增加 2.5cm，血压都升高 1mmHg。

肥胖导致的高血压与瘦素抵抗有关，与交感神经系统激活有关，与胰岛素抵抗有关，与肾素、血管紧张素有关，与内皮功能有关，与肾脏有关。

体重每下降 5.1kg，高压下降 5.55mmHg，低压下降 3.57mmHg。体重越大，通过减重来降压的效果越好，减重 10kg，血压降低 5~20mmHg。

中国成人超重和肥胖与高血压关系的随访研究显示，随着BMI的增大，超重组和肥胖组的高血压风险是体重正常组的 1.16~1.28 倍。

事实上，肥胖不仅仅导致高血压，还有以下危害。

1. 引起血脂异常

随着肥胖的出现，身体内部也在变化。肥胖的人发生高脂血症的比例更大，向心性肥胖者比体重正常者更容易发生高脂血症，尤其甘油三酯水平升高更明显。血脂水平升高会导致更多的"血管垃圾"，从而引起心脑血管疾病。

2. 增加心脏负荷

心脏相当于发动机，身体好比一辆车。同样两个发动机，一个带动小汽车，一个带动大货车，您说哪个使用时间长？

3. 诱发糖尿病

肥胖是糖尿病的重大危险因素之一。肥胖的时间越长，患糖尿病的概率就越大。肥胖者的腰围与糖尿病风险成正相关。当男性腰围≥85cm，女性腰围≥80cm，糖尿病风险相当高。肥胖与胰岛素抵抗相关联，而体内的高胰岛素水平又可促进脂肪堆积，从而形成恶性循环。

4. 增加心脑血管风险

肥胖的人大部分都不爱运动，不控制饮食，而肥胖本身就会引发"三高"，这些高危因素叠加在一起，更容易引发心脑血管疾病。

5. 导致脂肪肝

30%~50%的肥胖者伴有脂肪肝，重度肥胖者的脂肪肝病变率高达61%~94%。尤其饮食不科学和不运动导致的肥胖，更容易导致脂肪肝。

6. 易引发癌症

流行病学调查显示，肥胖妇女更容易患子宫内膜癌和绝经后乳腺癌，肥胖男性则更容易患前列腺癌；只要是肥胖者，无论男女都容易患结肠癌及直肠癌。随着肥胖程度的加重，癌症风险也在升高。

7. 引起骨关节疾病

肥胖可能引起骨关节疾病，其中发生最多、危害最大的是骨性关节炎，它主要影响膝关节，还可影响髋关节及指关节等。

8. 影响生殖系统

肥胖易引发代谢紊乱，也容易引起女性内分泌紊乱，如月经紊乱、不孕等。

研究发现，肥胖女性的月经异常发生率是非肥胖女性的 2 倍以上。从发育前期或儿童前期就开始肥胖的女性，大多出现子宫发育不良、卵巢功能不全甚至外生殖器发育不全伴闭经的情况，有的还不出现第二性征。肥胖对男性性功能也会造成影响。

肥胖已成为人类死亡的第五大因素，据统计，44%的糖尿病、23%的缺血性心脏病及 7%~41%的特定癌症是由肥胖引起的。

控制体重就是减掉多余的脂肪。减脂现在很流行，但万变不离其宗，必须符合能量守恒，无非就是吃的少一点儿，运动多一点儿，让更多的脂肪消耗掉。

所以，控制体重不仅是为了苗条，更是为了健康！

星语星愿

● 控制体重最好是从小开始，只有从小养成好习惯，才能健康。孩子小时候肥胖，爸妈不舍得控制，结果孩子出现很多肥胖相关性疾病，这其实是害了孩子。

看完您有没有收获：

您的体重超标吗？请计算一下您的BMI！

喝酒降压靠谱吗?

大潘,44 岁,是一位餐馆老板。那次我们正好一起吃饭,席间有几个人喝酒。

大潘说:"酒是好东西,越喝越年轻,能活血化瘀,能控制血压,真是一举数得呀!"

我说:"今天咱哥俩不抬杠,关于酒的其他作用咱就先不说是真是假,我是医生,咱们今天就说喝酒后血压能不能下降。"

大潘说:"当然能降,我试过多次了,喝上几两再测血压,每次都下降,所以我现在几乎每天下班都喝二两。"

我问:"您不喝酒时血压是多少?喝完酒后血压是多少?"

大潘说:"不喝酒血压一般是 150~160mmHg,喝完酒血压差不多 140mmHg。"

我问:"您经常测血压吗?还是只喝完酒测量血压?"

大潘说:"以前喝完酒测量血压,结果不错,平时也就不测了。"

我说："我学到的知识以及观察的结果是，少量喝酒短时间内确实降压，但长期血压会升高，大量喝酒后血压肯定升高。"

大潘说："你们书本知识不管用，我这是实践出真知。"

我说："您还是多测量看看，您这偶尔测一次血压也不是实践。"

大潘很是不服，说要打赌，谁输了，谁请客。

我又说："那肯定不能测一次血压，我给您找一个自动臂式血压计，能每隔半小时自动测一次血压，并且把结果自动传送到我们的手机上。我们根据结果来判断您喝酒这么长时间，您的血压到底是不是正常的。"

大潘欣然接受，还打趣地说："不但有人请吃饭，还有人请我免费测血压。"

动态血压监测的结果是：喝完酒 4 个小时内，大潘的高压在 140mmHg 左右波动，属于临界血压；过了 4 个小时，即使在睡眠时，他的高压也高于 140mmHg，早晨醒来后更是高于 160mmHg，最高的时候达 170mmHg，白天绝大部分时间高压都在 160mmHg 以上，低压在 100mmHg 以上。

这个赌谁赢谁输，一目了然。大潘问我："这可怎么办，为什么喝完酒短期内血压正常，过一会儿血压又升高了？"

喝完酒血压降低只是几个小时内的假象，而我们要监测 24 小时血压，不能被几个小时内的血压欺骗。

大潘听完我的解释，决定戒酒！

我们来看看喝酒对身体的影响。

《高血压治疗学》指出，长期少量饮酒，会使血压轻度升高；过量饮酒，使血压明显升高。

《柳叶刀》杂志指出，长期喝酒有很多危害：脑卒中发生率明显提高，心衰发生率明显提高，冠心病风险明显提高，肝癌风险明显提高，消化道溃疡、消化道出血风险明显提高。

2018 年 8 月，40 多个国家的研究者在《柳叶刀》上联合发表的论文指出，在全球每年因各种原因死亡的 3 200 多万人中，有 280 万人是由于喝酒死亡的，喝酒是第七大致死原因。

《柳叶刀》有项研究，调查入选 2 800 万人，对饮酒者的性别、年龄、饮酒量、饮酒频率等各种因素进行了详细分析，从而明确指出了酒精对健康的危害，最终结论是：没有所谓的"适量饮酒有益健康"一说，喝多少酒都是有害的！

可为什么我们能看到喝酒长寿的人呢？那是选择性忘记和选择性记忆在作怪，喝酒的人更喜欢记住那些喝酒长寿的人，而选择性忘记喝酒引起疾病甚至猝死的人，以及那些酒驾入狱的人。

认定一件事情的好坏，不能单从个人或小范围得出结论。戒酒，如果做不到，那就尽量少喝。如果您的身体已经出现问题，那您有足够的理由戒酒；如果您身体健康，又忍不住喝酒，那就不要过量。

对于成人的酒精摄入量，男性每天不超过 25g，女性每天不超过 15g。

25g 酒精相当于 750ml 啤酒，或者 250ml 葡萄酒，或者 75ml 38 度白酒，或者 50ml 高度白酒。15g 酒精相当于 450ml 啤酒，或者 150ml 葡萄酒，或者 50ml 38 度白酒，或者 30ml 高度白酒。

酒精对人体的伤害会积累。当伤害积累到一定程度，表现出心、脑、肝、胃的问题，后悔莫及！喝酒有好多借口，但不喝酒有更多理由！酒要少喝，事要多知！

说完戒酒或者限酒，不得不提到戒烟。如果说少量喝酒是否对人体有好处，还存在争议，那么抽烟乃至二手烟对人体的危害就是确定的。

抽烟本身就会损伤血管，导致动脉硬化加重，也会引起心率加快。抽烟不仅会增加高血压风险，还会增加心血管风险。

吸烟者相比不吸烟者冠心病发病率会增加 3~4 倍；吸烟者的脑卒中风险是不吸烟者的 3.7 倍；吸烟者猝死风险会增加；吸烟会影响血脂、血糖代谢，导致"三高"风险增加。

冠心病患者如果戒烟，死亡率可以降低 36%，脑卒中风险明显降低；戒烟可获得 6~10 年的预期寿命。

戒烟是百利无一害的好事情！

凡是不想戒烟的人会有各种理由抽烟，即使因发生脑梗死而卧床，即使每年冬天因肺病而咳喘，即使心肌梗死引起心衰以致走路憋喘，即使高血压引起心衰以致睡觉都躺不平，也要偷偷抽几口。

如果您确实戒不了烟，请少抽，抽烟的时候远离不抽烟的人，尤其要远离孩子，不要让他人跟着您抽二手烟！

星语
星愿

● 喝酒并不能降压，也不建议高血压患者喝
酒；如果大家要喝酒，一定要少喝，勿超过
《中国居民膳食指南》规定的量。

看完您有没有收获：

喝酒对血压的影响是什么？

☐ A. 降低血压　　　☐ B. 升高血压

正确答案

B

妻子和妈妈总是吵架，导致我出现
高血压怎么办？

　　有天，门诊来了一位结婚不久的男子，不到 30 岁，说
自己最近老是头痛，一测血压，结果显示血压高。他告诉我，
以前没高血压，也不头痛，就是最近总是和妻子吵架，每次
吵完架都头痛，血压也高。经过综合分析，不能排除情绪波
动引起的高血压。

　　我说："治病为下，治心为上。不生气，血压就不高，所
以根源还在于心情。"

　　他问我心病怎么治。

　　我说："我是心脏科医生，能治心脏病，治不了心病。但
如果您愿意说说为何吵架，说不定也能给点儿建议。"

　　他说："就是妻子和妈妈吵架，我就骂妻子，每次都吵得
鸡犬不宁。"

　　我说："怎么会总吵架呢？"

　　他说："为吃饭吵，为收拾屋子也吵，反正就是为鸡毛蒜

皮的事吵。"

我说："婆媳住在一起难免会发生矛盾，一种办法就是婆媳分开住。如果不分开住，你的高血压不但不好治，以后还可能会发展为心脏病。"

后来这小伙子听取我的建议，不再和父母一起住了。有一次他带着他奶奶来看病，说他妻子和妈妈关系变好了，头不痛了，血压也正常了！

可见，情绪波动会对血压造成严重的影响。

一、情绪和高血压

如今，我们面对着各种压力，如社会压力、学习压力、买房压力、还贷压力、升职压力等。如果这些压力无法释放，我们会产生一些情绪问题。情绪是如何导致血压升高的？我们来看看北京大学陈琦玲教授的观点。

血压与压力之间关系密切，人体存在交感神经系统和副交感神经系统，它们作用相反，互相制约，维持人体的平衡，类似于"双向调节泵"。当人体紧张、焦虑、压力大时，交感神经兴奋性增强，就像"加压泵"，儿茶酚胺分泌增加，心率增快，心肌收缩力增大，血管收缩，血管内血流增快，外周阻力增大，血管壁的压力增加，血压升高。而当休息、心情愉悦时，副交感神经兴奋性增强，就像"减压泵"，心率减慢，心肌收缩力减小，血管紧张度降低，血管内血流减慢，外周阻力减小，血管壁的压力降低，血压下降。

长期的抑郁情绪使血管紧张度增强，阻力增大，血压升高；同时交感神经长期兴奋使肾小球动脉持续收缩，形成高血压。愤怒、焦虑导致血液循环中的儿茶酚胺水平升高，导致动脉痉挛，血压升高。

我们的情绪不但会影响血压，而且和心脏密切相关。研究显示，愤怒 2 小时内心脏病风险增加 750%，孤独的危害与每天抽 15 根烟一样，敌意使心脏病风险增加 19%，恶意使死亡风险增加 1 倍。所以要做好人、做善事！夫妻吵架 15 分钟影响健康，善良的女士死亡风险降低，有生活目标的人死亡率降低，心怀感恩明显改善身心健康，乐观者健康程度更高。

二、行为特征与高血压

研究显示，62.5% 的高血压患者都表现为 A 型行为。A 型行为者血液中儿茶酚胺水平高于 B 型行为者，更高于血压正常者。

A 型行为特征如下。

（1）有时间紧迫感，不仅怕误时，而且总想提前；行为急促，工作速度快；脾气急躁，缺乏耐心，常因急于考虑做某事而彻夜不眠，甚至半夜起床做事。

（2）争强好胜，目标远大，措施强硬，行为果敢，不顾不良后果。有时独断专行，走路办事匆忙，说话快、急，声音响亮。

（3）总是把周围的人看作自己的竞争对手，把外界环境中的不利因素放大，有强烈的控制他人和环境的欲望。

具备 A 型行为特征的人更应关注血压，关注心脏，因为他们更容易发生高血压、心脏病。

我们应消除紧张情绪，矫正不良行为。但如果自身的心理状态持续得不到改善，那或许就需要心理咨询、药物干预，甚至抗焦虑治疗。

总之，不能让压力一直包围着我们，得想办法把压力释放掉，否则会出问题！

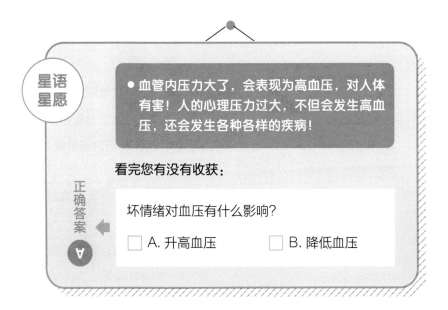

星语
星愿

● 血管内压力大了，会表现为高血压，对人体有害！人的心理压力过大，不但会发生高血压，还会发生各种各样的疾病！

看完您有没有收获：

坏情绪对血压有什么影响？

☐ A. 升高血压　　　☐ B. 降低血压

正确答案 ◀

A

第四节 | 运动

 没吃药，半年后血压恢复正常。

　　急诊科的魏医生，28 岁，比较胖，平时爱吃爱喝。一年前发现高血压，当时血压为 160/100mmHg。当时正准备要小孩，想把血压降下来，就自行吃降压药，可是不但血压没降，降压药也不敢停。

　　有一次，他问我有没有什么药没有副作用。我说几乎所有药物都有副作用，但只会发生在极少数人身上。

　　魏医生说："我也是着急要孩子，可是血压高。我毕业后一直当急诊外科医生，只是大体知道一些内科问题，也知道高血压需要吃降压药，但具体怎么回事不了解。"

　　我说："也难为您这个急诊外科医生了，血压是多少？"

　　魏医生说："最高是 160/100mmHg。"

　　我说："其实并不是一发现高血压，就必须吃降压药！也有不少人不吃降压药，血压也能恢复正常。"

　　魏医生说："为了要孩子，我一定要想办法降血压！"

我给了他一些建议。

半年过去了，魏医生的血压降到 130/80mmHg，并且没有吃任何降压药。不但如此，魏医生的妻子也怀上小孩了。真是双喜临门呀！

那么魏医生是如何做到不吃药就把血压降到正常水平呢？

原来，魏医生每周坚持跑步，最少 5 次，每次 40 分钟，心率控制在"170－年龄"这一水平。他上班时间不固定，早上、晚上甚至中午都坚持跑步。就这样，魏医生的体重降下来了，1 年减了 10kg，血压降到 130/80mmHg，真替他高兴。

如果运动 3~6 个月后血压还是高于 140/90mmHg，那就需要使用降压药，但运动必须坚持！

我们的父辈大部分都是做体力劳动，出门都靠走路或骑车；可是如今大部分人都是坐着工作，出门就坐车。坐的时间越来越长，高血压和心血管疾病患者也越来越多。

一、运动的方式

有人说自己不会运动，不会游泳，不会跳操，不会打球等。那么您会走路吗？

虽然走路并不是首选的运动方式，但走总比不走强。不会运动的人可以采用走路这种形式。但如果能坚持运动，尤其坚持有氧运动，对高血压及心血管疾病好处多多。

可以根据自己的能力及需求来选择运动方式。简单地说，中低等强度、长时间的运动就是有氧运动，如快走、慢跑、长距离慢速游泳、骑自行车、跳舞、跳操、爬山、打羽毛球等。以时间为参考，每次不少于 30 分钟，每周 5 次左右，才利于血压、血糖、血脂控制，利于心脑血管疾病的预防。

而每天行走 6 000~10 000 步相当于 20~50 分钟中等强度的身体活动。

英国一项研究显示，挥拍运动如网球、羽毛球等降低全因死亡率的水平最强，能使全因死亡率降低 47%；游泳能使全因死亡率降低 41%。

有氧运动的一个衡量标准是心率，有氧运动时心率计算公式为：220–年龄 ×0.6。另一个简单的判断方法就是：运动时能正常谈话，但不能唱歌。

二、运动的好处

1. 有氧运动的好处

运动时，肌肉收缩需要大量能量和氧气。因为氧气的需求量增加，所以心脏的收缩次数、心脏送出的血液量、呼吸次数、肺部的收张程度等都增加。当运动在持续，肌肉长时间收缩，心肺就必须努力地给肌肉提供氧气，并运走肌肉中的代谢废物。这种持续的需求可提高心肺的耐力。

长期坚持有氧运动能增加体内血红蛋白的数量，提高机体抵抗力、抗衰老，增强大脑皮层的工作效率和心肺功能，增加脂肪消耗，防止动脉硬化，降低心脑血管疾病的发病率，有利于控制血压。

2. 走路的好处

研究显示，比起不走路、久坐，每天走 1 000 步，对控制高血压是有好处的。长期坚持走路比起不走路，高血压发病率降低 5%。每多走 1 000 步，血压会降低 0.5mmHg，糖尿病风险降低 10%，肥胖风险降低 13%，死亡风险降低 15%。

当然，这也不是说走得越多越好，走得太多会损伤膝盖。研究显示，每天走 7 500 步左右，对于寿命延长有好处。

走路的这种好处不分男女、老少、种族。走路的具体步数只是一个参考，何况每个人年龄不一样，步伐大小不一样，所以运动还是以时间而并非步数为参考。

《中国健康生活方式预防心血管代谢疾病指南》指出，增加运动、减少久坐几乎对所有人都适用，即使增加少量身体活动也能获益。

《欧洲心脏杂志》的一项研究显示，房颤患者运动比起不运动，全因死亡风险降低了 45%，心血管疾病死亡风险降低了 46%，心血管风险降低了 22%，脑卒中风险降低了 30%；经常运动降低房性和室性心律失常风险。

韩国首尔国立大学的研究表明，与经常不活动的 60 岁以上老年人相比，那些从不运动到逐渐增加到每周 5 次及以上中等强度或剧烈运动的 60 岁以上老年人，心血管风险降低 11%。而那些既往每周规律运动的 60 岁以上老年人若变得不积极，比起一直积极运动的 60 岁以上老年人，心血管风险增加 27%。

瑞典学者指出，运动不仅可以降低BMI，改善体脂率和低密度胆固醇情况，还有助于增加肌肉量及最大耗氧量。

三、久坐的危害

久坐指每天有 8 小时以上坐着不动，很少活动。《美国心脏病学会杂志》发表的一项研究报告显示，每天坐超过 8 小时的人，相对于坐少于 4 小时的人而言，死亡风险升高 52%，久坐的人比运动的人全因死亡风险高 80%，心血管风险高 107%！可以肯定的是，不运动会明显增加心血管风险。

2018 年 1 月 8 日，发表于《循环》杂志上的一项研究显示，运动可以扭转久坐带来的心脏老化，还能够预防心脏病。长期不运动会导致心肌变得僵硬、血压升高，心室不能有效泵血，最糟糕的情况就是发生心力衰竭。

有研究显示，久坐不动的人死亡率是坚持运动的人的 4 倍；多坐 1 小时，冠心病风险增加 14%；多坐 2 小时，结肠癌概率增加 8%，子宫内膜癌概率增加 10%。久坐还会导致肥胖，而肥胖是心血管疾病和癌症的主要原因；久坐的年轻男性，生殖能力下降；久坐引发颈椎病、腰椎间盘突出。

建议大家每隔 90 分钟起身活动，或者下班后抽空运动，不要上班坐着，回家又躺在沙发上！

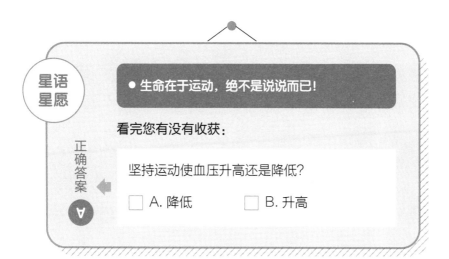

星语
星愿

● **生命在于运动，绝不是说说而已！**

看完您有没有收获：

正确答案

坚持运动使血压升高还是降低？

☐ A. 降低　　　☐ B. 升高

A

第五节 | 保证睡眠

输血科朱主任最近在参加高级职称评审，还在申报一项课题，经常熬夜。

我让他先测血压，结果为 160/100mmHg，朱主任更焦虑了。

我说："身体是革命的本钱，没有好身体，就算当了主任医师、专家教授又有什么用？"

朱主任说："话虽这么说，可还是很在意这个事，要不先吃降压药？"

我说："先吃安眠药保证睡眠，看看血压能不能下降一些。"

过了几天朱主任又来找我，说血压降到了 150/90mmHg 左右。

我说，等评审结束，血压就能恢复正常。

没过多久，评审结果公布了，朱主任顺利晋级，他的血

172

压也恢复了正常。

看来，睡眠对一个人很重要。不管有没有高血压，只要睡眠不好，血压就可能升高；尤其高血压患者如果睡眠不好，血压波动就更大。

一、现代人的睡眠问题

马一天睡 2 小时，考拉一天睡 22 小时，这都是本能，它们没有改变它们的作息时间。

随着农业社会向工业社会的过渡，人类日出而作、日落而息的作息规律，被没日没夜取代。

好多人都有主动或被动睡眠问题。主动睡眠问题是夜生活非常丰富，主动熬夜；被动睡眠问题是由工作原因导致夜间无法好好入睡，以及失眠。

每天睡眠不足 4 小时，死亡率升高 180%，衰老速度快 3 倍。

国内外调查研究显示，50%~60% 的成人患有不同程度的睡眠障碍，我国失眠率高达 40%，且随着学业、工作、住房、医疗、经济等压力的增加，人们的生活作息变得混乱，被失眠困扰的人也越来越多。

虽然有人认为人生短暂，睡觉是虚度时间，但如果休息不好，那么工作和生活可能都会受到不同程度的影响！

二、睡眠质量不高导致高血压

长期睡眠质量不高或者熬夜、失眠等问题，会影响我们的血压，增加高血压风险，而睡眠过程中的一些问题，还可能导致夜间血压升高。老年高血压患者在夜间更容易出现血压波动，起床时要注意风险。

长期熬夜或睡眠不足会导致人体的自主神经调节系统失调、交感神经系统兴奋性加强，影响心血管系统，出现心率快、血管收缩增强等。长期如此，血压就会逐渐升高，特别是低压会升高。

因此，想要保护好心血管，应该尽量保持高质量的睡眠。

三、睡多睡少、睡早睡晚都不健康

《欧洲心脏杂志》发表的一项研究显示，睡得太少或太多都会增加冠心病、脑卒中风险。睡眠时间不足 6 小时的人，心脑血管风险增加 9%；睡眠时间为 10 小时以上的人，心脑血管风险增加41%。

华中科技大学的一项研究发现，与每天睡 7 小时的人相比，睡眠时间每缩短 1 小时，心脑血管风险增加 5%~6%；睡眠时间每延长 1 小时，心血管风险增加 5%~18%。

《睡眠医学》杂志表明，每天睡眠时间不足 7 小时的人，比睡眠时间为 7~9 小时的人，死亡风险增加 12%；每天睡眠时间超过 9 小时的人，比睡眠时间为 7~9 小时的人，死亡风险增加 30%。

北京大学的一项研究发现，成人每晚睡眠时间不足 4 小时或超过 10 小时，认知得分下降较快。

那是不是睡得越早越好呢？并不是！

《睡眠医学》杂志发表了中国医学科学院阜外医院和加拿大科学家做的一项研究，该研究根据睡觉早晚将志愿者分为：晚上 10 点之前睡觉，为早睡组；晚上 10~12 点睡觉，为正常睡眠组；凌晨 12 点以后睡觉，为晚睡组。

该研究表明，早睡组的全因死亡和心血管风险比正常睡眠组增加了 9%，晚睡组的全因死亡和心血管风险比正常睡眠组增加了 10%，不管是早睡，还是晚睡，都会增加全因死亡风险；早睡组的全因死亡风险比正常睡眠组增加了 45%，晚睡组的全因死亡风险比正常睡眠组增加了 15%，早睡组的全因死亡风险更大；早睡组的心血管风险，即心肌梗死、脑梗死、心衰等风险比正常睡眠组增加了 23%，睡得太早，会增加心血管风险。

上述这些中外研究都表明，我们不宜睡得太少或太多，也不宜睡得太早或太晚。睡多睡少，睡早睡晚，都会增加心脑血管风险甚至死亡风险。相对来说，每天晚上 11 点左右睡觉，睡 7~9 小时比较理想。

四、不同降压药对睡眠的影响

研究显示，对于睡眠影响最小的是普利类降压药；地平类降压药对睡眠呼吸的影响较小，对失眠性高血压的晨峰现象有良好的控制作用。所以如果睡眠不好，看看是不是需要换成普利类或地平类降压药。

而洛尔类降压药可能会造成失眠，因为洛尔类药物对中枢神经系统有副作用，可能导致噩梦、幻觉、睡眠片段及白天过度嗜睡。

常用的利尿剂如氢氯噻嗪等会引起夜尿，也会影响睡眠质量，所以要避免睡前服用。

比较少用的中枢性降压药如可乐定、甲基多巴等可引起失眠，甚至造成严重失眠。

对于改变睡眠习惯后仍失眠的朋友，建议服用改善睡眠的药物，因为高质量的睡眠不仅利于保证平稳的血压，还利于提高免疫力以及预防各种疾病。

五、失眠的处理办法

最新调查研究显示，与血压正常的人相比，高血压患者的失眠率更高，可达40%~60%。高血压会导致大脑皮层活跃，交感神经系统持续激活，兴奋性神经递质分泌增加，自主神经活性增加，炎性因子释放增加，进而引起失眠。

失眠的处理办法通常有如下几种。

（1）保证卧室空气清新、安静、温度适宜、被褥干净舒适，在卧室中摆放一些植物如吊兰、绿萝、多肉植物等，利于睡眠。

而株型高大、叶片宽阔的植物夜间耗氧量较大，可能会影响睡眠；气味刺激的植物也会影响睡眠。

（2）睡前少进食，避免过量饮酒，酒精在代谢过程中可能使人过度兴奋，睡前减少各种娱乐活动。

（3）吃一些安神助眠的食物，如莲子、百合、酸枣仁、栗子、龙眼、莲藕等。

（4）选一个合适的枕头。枕头是保护颈椎的，舒服的枕头利于睡眠。

（5）用药。有的人担心抗失眠药物的不良反应，因此抗失眠药物治疗的依从性大大降低，直接导致治疗失败。对于药物的认识不足，也使药物效果减弱。

抗失眠药物五花八门，合理用药十分关键，个体化治疗尤为重要！例如，老年人、呼吸系统疾病患者及围绝经期患者的情况各有不同，严重者仍需根据情况选择个性化用药方案。

早期应用镇静安眠的巴比妥类，不良反应较大，已很少应用。

地西泮、阿普唑仑、劳拉西泮这类药物疗效确切，不良反应较小，安全性强，药物依赖性较小，是目前临床上应用广泛的镇静催眠药，尽量应用最低剂量，停药前需逐渐减量。

六、打呼噜并不是睡得香

很多人晚上睡觉打呼噜很响，有人觉得这是睡得香，其实这是一种疾病——阻塞性睡眠呼吸暂停综合征。

阻塞性睡眠呼吸暂停综合征有如下表现。

（1）鼾声不规则，往往是鼾声—气流停止—喘气—鼾声交替出现，一般气流中断的时间为20~30s，个别情况下长达2min以上。

（2）75%的同室或同床睡眠者发现患者有呼吸暂停症状，往往担心其呼吸不能恢复而推醒患者，呼吸暂停多随着喘气、憋醒或响亮的鼾声出现而终止。

（3）呼吸暂停后忽然憋醒，常伴有翻身、四肢不自主的运动甚至抽搐，或忽然坐起、心悸、胸闷。

（4）白天多动不安、多汗、夜尿、恐惧、惊叫、梦游、幻听等。

所有这些症状都源于缺氧，细胞、血管、组织、器官都缺氧。阻塞性睡眠呼吸暂停综合征患者的高血压发病率为 45%，且降压药物的治疗效果不佳。缺氧还引起血管内皮损伤，脂质在血管内膜沉积，从而导致心脑血管疾病及肺部疾病。

有上述表现者需要做睡眠呼吸监测，如果发现是阻塞性睡眠呼吸暂停综合征，应控制体重，戒烟、戒酒，慎用镇静催眠药物。建议体位治疗，包括侧卧位睡眠，适当抬高床头，避免日间过度劳累和晚间睡眠剥夺。如效果不佳，则需要进一步向专科医师寻求帮助。阻塞性睡眠呼吸暂停综合征合并高血压患者，应调整生活方式，治疗基础疾病，必要时可使用家庭呼吸机改善阻塞性睡眠呼吸暂停症状。

人一生有 1/3 的时间是在睡眠中度过的，睡觉就是"充电"，只有保证充分的睡眠，我们才能更好地生活和工作。

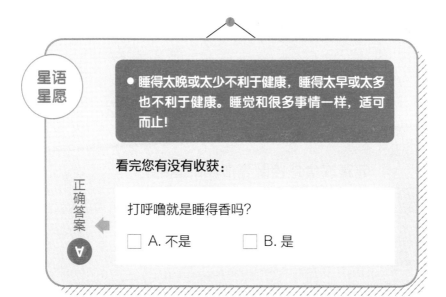

星语
星愿

- 睡得太晚或太少不利于健康，睡得太早或太多也不利于健康。睡觉和很多事情一样，适可而止！

正确答案

看完您有没有收获：

打呼噜就是睡得香吗？

☐ A. 不是 　　☐ B. 是

第六节 | 健康饮食

 健康饮食是控制高血压的基础！

食疗一直被很多人推崇。饮食确实在一定程度上能预防疾病、辅助治疗疾病。

食物既满足食欲，又能治病，似乎两全其美。可是只有像大枣、山药、莲子、红豆等这类食物才能既当饭菜吃，又当药用。这类食物毕竟是少数，且治病的时候大多需配合其他药物才能见效。食物替代不了药物，食物的药理作用有限。

当然，饮食不健康、不科学，会增加心脑血管风险。如果长期饮食不健康已经导致了某些疾病，想短期内通过健康的饮食治疗疾病是很难的。

例如高血压，没有一种食物能直接降血压，但我们一直提倡健康饮食，因为健康饮食能协助我们控制血压。那么到底什么是健康饮食？高血压患者应该怎么饮食呢？

一、限盐

每人每天少于 6g 盐，到底是多少？

"王医生，您说少吃盐，每天最好少于 6g，到底多少是 6g？"

这是门诊患者的提问，老先生是一位退休教师，很认真，提出这个问题也很正常。

我说："就是相对少盐。非要说 6g 是多少，大概就是一啤酒瓶盖的量。"

老先生又说："那每次炒菜的时候，还要把一盖盐分成几份？因为每天吃饭的人数不一样，菜的盘数也不一样呀。"

今天算是遇见"对手"了。

我解释："少盐是相对的，并不是让您算得那么精确，就是保持一种低盐的习惯、意识。"

《国家基层高血压防治管理指南 2020 版》指出，每人每天摄入钠盐少于 6g，血压可下降 2~8mmHg。高血压患者限制食盐摄入对血压降低有显著作用，每天减少 3g 钠盐摄入量，高压可以降低 4mmHg，低压可以降低 2.5mmHg。

平时如何低盐饮食？需注意以下事项。

1. 6g 不仅是一种剂量，更是一种态度

并非让大家都精确到 6g 盐，只是告诉大家需要低盐饮食，低盐很重要，低盐是健康的。我们目前每日平均食盐量在 10~12g，尤其北方的老百姓吃盐更多，所以建议大家减盐。

2. 盐不仅仅是白沙沙的氯化钠

盐不仅包括炒菜放的食盐（氯化钠），还包括调味料、腌制

品、卤制品、熏制品、加工肉制品、零食等食物中含的盐，这些食物也要控制。购买食盐的时候，选择氯化钠含量低的。

3. 吃盐要心中有数

就算家里有电子秤，每次炒菜称盐量也不太现实，也无须称量。6g盐大概就是一啤酒瓶盖的盐，或家用小盐勺的两勺盐，大概按这个标准放盐就行了。

4. 时刻提醒自己少盐

要经常提醒自己低盐饮食，尤其高血压患者不能肆无忌惮地吃各种口味重的食物。为了健康，我们放盐的时候提醒自己少盐。

5. 从小让孩子养成低盐饮食习惯更有意义

我们现在为什么不易改变饮食的口味？这是因为我们从小时候开始就养成了相对高盐的饮食习惯，觉得少盐的饭菜不好吃。建议从小养成低盐饮食习惯，这是关系到一辈子健康的问题，我们要从小重视，不能等到已经出现问题、很难改变的时候才开始重视，那时后悔莫及。

6. 减少外出吃饭的机会

外面的饭菜肯定高盐，"好厨子一把盐"这句话我们可能小时候就听过，饭店要把菜做得好吃，就会把用盐放在第一位。大家可以看看某期《圆桌派》马未都、窦文涛、陈晓卿（《舌尖上的中国》导演）三个人谈论关于盐的故事，就知道饭店怎么招揽顾客了，主要的一点就是高盐。

7. 做菜多换花样

多吃水煮菜、蒸菜、凉拌菜，多吃可以直接生吃的蔬菜。

《柳叶刀》发布了全球饮食领域的首个大规模重磅研究，指出

2017 年因为高钠饮食而死亡的人口就有 300 万。中国疾病预防控制中心的一项研究表明，做饭时用 2g 限盐勺的人 3 年后每天食盐量平均减少了 3.49g，而不用限盐勺的人平均仅减少 2.22 克，两者相比有明显差异，使用限盐勺人群的 24 小时尿钠/钾比值平均降低了 2.39，血压呈降低趋势。所以做饭时使用限盐勺是减盐、防控高血压的重要策略。

总之，低盐是预防和控制心血管疾病的饮食基础，为了您和家人的健康，请低盐饮食。

二、肉类

赵女士从来不吃肉，也会得高血压吗？

门诊来了一位 60 岁的赵女士，发现血压升高 1 个月，血压最高为 160/100mmHg。她问我："我从来不吃肉，一直吃素，为什么还会得高血压？"

我解释："吃不吃肉和得不得高血压没有直接关系，不吃肉的人也可能会得高血压，有高血压的人也能吃肉。"

（一）肉的分类

肉简单分为红肉和白肉，红肉有猪肉、牛肉、羊肉等，白肉有鸡肉、鸭肉、鱼肉、虾肉等。

肉还分为肥肉和瘦肉，肥肉的脂肪占比高，瘦肉的蛋白质占比高；动物内脏也属于肉类。

高血压患者尽量少吃红肉、动物内脏，因为其油脂含量高，容易引发高脂血症；动物内脏、红肉、鱼子、蟹黄、鱿鱼等含有大量饱和脂肪酸，饱和脂肪酸摄入过量会导致低密度脂蛋白胆固醇水平升高，增加"血管垃圾"，加重动脉粥样硬化，引起心脑血管疾病。高血压本身会增加心血管风险，再加上高脂血症，那就是雪上加霜。

当然，也不是不能吃红肉、动物内脏等，少吃也没问题，但要控制总量。

（二）为什么建议多吃鱼肉

鱼肉是不错的选择，尤其海鱼含有的 Ω-3 脂肪酸是多聚不饱和脂肪酸，主要成分为 EPA 和 DHA。EPA 利于血脂代谢，利于预防动脉粥样硬化，从而利于预防心脑血管疾病。DHA 参与脑细胞的形成和发育，参与大脑思维和记忆形成过程，利于保护视力，利于预防阿尔茨海默病。鱼肉含有人体所需 8 种氨基酸，还含有维生素以及丰富的铁、钾、钙、碘等多种矿物质和微量元素，是现代人不可多得的健康食物。所以我们如果吃肉，应逐渐增加鱼肉的比例，减小红肉的比例。

三、鸡蛋

得了高血压能不能吃鸡蛋？吃几个合适？

有天上午，门诊来了一位高血压患者。

患者问："王医生，是不是以后就不能吃鸡蛋了？听人说，吃鸡蛋也会得高血压。"

我说："纯属无稽之谈、胡说八道。吃鸡蛋跟高血压没有任何直接关系，如果非要扯关系，那就是您炒鸡蛋的时候，盐放多了，那会影响血压。"

患者说："那我就放心了，还担心不能吃鸡蛋呢！"

我说："不但能吃，而且建议高血压患者坚持每天吃一个鸡蛋，以提供优质蛋白质，提高免疫力，减少疾病的发生。"

我们在医院常常会遇到患者的各种提问，很多人认为吃鸡蛋会升高血脂、血压，会得心脑血管疾病。这个谣言早被推翻了，吃鸡蛋并不会直接导致血脂、血压升高，也不会引起心脑血管疾病。有的人认为吃鸡蛋，胆固醇水平会升高，增加动脉粥样硬化风险，后来有人提出只吃蛋白、不吃蛋黄，就可以防止胆固醇水平升高。

事实上，就算每天不吃含胆固醇的食物，我们的身体也会制造胆固醇，相对来说，从食物中摄取的比例较低。

1977 年，《美国居民膳食指南》将胆固醇摄入建议量限制为每天 300mg（相当于 1 颗鸡蛋）以内，于是其他国家都依照此修改膳食指南，限制胆固醇的摄入。

1999 年，哈佛大学教授调查了 12 万人的饮食与心脏病的情形，发现吃鸡蛋与心脏病没有具体关联。2013 年，《英国医学期刊》整合了多达 308 万人的研究，发现鸡蛋摄入与心脏病的发生无关。

2015 年，《美国居民膳食指南》取消了胆固醇的摄入限制，当然随之而来的又是各国跟风修改自己的膳食指南。

2018 年，北京大学、中国医学科学院、牛津大学合作的研究表明，每天摄入鸡蛋的人群，心血管风险降低 11%，缺血性心脏病风险降低 12%，出血性脑卒中风险降低 25%。

鸡蛋的营养成分比较全面，蛋白富含蛋白质、核黄素、尼克酸、生物素和钙、磷、铁等物质；蛋黄富含卵磷脂、维生素A、维生素D和较多的铁、磷、硫、钙。

虽然蛋黄含有胆固醇，但人体胆固醇水平升高的主要原因是自身代谢紊乱，饮食在其中的影响很小。虽然鸡蛋的胆固醇含量高，但饱和脂肪酸与反式脂肪酸的含量并不高。

所以，高血压患者可以吃鸡蛋，不需要把蛋黄扔掉。《中国居民膳食指南》推荐，我们每周吃 6 个鸡蛋最合适。

四、水果

高血压患者吃什么样的水果最好？

高血压患者吃任何新鲜应季的水果都比较好！

新鲜的水果含有丰富的电解质、维生素、膳食纤维等，并且水果的钾含量较高。研究显示，高钾饮食可以对抗高钠饮食带来的危害，并在一定程度上利于控制血压，甚至降低血压。

新鲜水果含有丰富的维生素C，长期不吃水果容易缺乏维生素C。人体缺乏维生素C可能会导致坏血病、出血、贫血、免疫力下降、伤口不易愈合、皮肤失去弹性等问题。我们人类无法合成维生素C，所以我们要从新鲜的水果中获取它。

如果水果霉变，各种微生物特别是真菌会在腐烂水果中不断繁殖，并在繁殖过程中产生大量有毒物质，这些有毒物质又不断从腐烂部分向未腐烂部分渗透、扩散，导致未腐烂部分同样含有真菌的代谢物。人吃了烂水果中的真菌毒素，可能会头晕、头痛、恶心、呕吐、腹胀等，严重的还会昏迷，危及生命。所以，如果水果腐烂，就直接扔掉，不要觉得可惜，因为节省这点儿水果而导致身体出现大问题，就得不偿失。

要吃应季水果，这是顺应自然规律，应季水果经过千百年的自然选择，而反季水果是短期人为选择的。

水果对心血管有保护作用，每天摄入 100g 水果会使心血管疾病死亡率降低 1/3。

《新英格兰医学杂志》的一项研究表明，与不吃水果或很少吃水果的人相比，多吃水果的人心血管病死亡率下降 40%，冠心病死亡率下降 34%！

坚持吃水果虽然不能直接降低血压，也就是不可能通过吃水果把血压降到正常水平，但从长远来看，适当吃水果利于控制血压，还可以降低冠心病风险！

2018 年《柳叶刀》发表的一篇文章显示，2017 年全球因水果摄入不足导致的心血管死亡人数高达两三百万。

《中国居民膳食指南》推荐成人每天吃 300g 左右的水果；《中国健康生活方式预防心血管代谢疾病指南》推荐每天吃 200~350g 水果。这里必须强调我们说的是新鲜水果而不是果汁，即使是现榨的果汁也不能替代水果。

对于健康人或者没有糖尿病的人来说，具体吃什么水果，没有限制，根据自己的情况选择任何新鲜的应季水果都可以。水果要多样化，不拘泥于某一种或某几种水果。

有人担心吃水果会发生糖尿病，其实恰恰相反。随访 5 年的一项研究发现，坚持每天吃两份水果的人，比起那些每天吃不足半份水果的人，发生 2 型糖尿病的风险降低 36%。这可能是因为水果富含的多酚类物质具有抗氧化活性，可以减轻氧化损伤，保护胰岛 β 细胞。同时水果中的膳食纤维也有助于改善胰岛敏感性，延缓食物吸收速度，降低餐后血糖负荷。水果中丰富的维生素及镁、钾等矿物质，利于糖尿病的预防。

已经发生了糖尿病，还能吃水果吗？

我们在讨论糖尿病患者能不能吃水果之前，先了解两个概念。

一是血糖生成指数，指食物与葡萄糖相比升高血糖的速度和能力。血糖生成指数低的食物引起的血糖变化小，血糖生成指数高的食物引起的血糖升高幅度大。糖尿病患者尽量选择血糖生成指数低的水果!

二是血糖负荷，指单位食物中的可利用碳水在身体里的消化吸收速度和血糖应答。

血糖负荷=血糖生成指数×摄入的实际碳水化合物含量（g）/100

水果由于含水量大，单位分量里的可利用碳水并不多，所以血糖负荷较低。比如西瓜的血糖生成指数较高，但血糖负荷较低，所以吃 100g 西瓜不会升血糖，但吃 500g 西瓜就有影响了。所以，吃水果注意总量，不要吃太多，对餐后血糖并不会产生太大影响!

如果是高血压合并糖尿病患者，一定要有选择性地吃水果。糖尿病患者可以选用含糖量低的水果，如青梅、椰子、橙子、柠檬、桃子、李子、杏、枇杷、菠萝、草莓、樱桃、橄榄等，也可以吃一些蔬菜类水果，如西红柿、黄瓜等。

美国糖尿病协会也明确指出，糖尿病患者可以吃水果。糖尿病患者吃水果的时间最好在两餐之间，不能正餐和水果同时吃，这样更安全，对血糖影响不大。如果水果与正餐同时吃，会明显升高血糖。

总之，高血压患者能吃水果，最好吃各种新鲜的应季水果！

五、蔬菜

蔬菜到底能不能降压？

不知从何时开始，更不知是何人赋予蔬菜降血压的功效。蔬菜的主要功能是满足人们的食欲，消除人们的饥饿感，提供人体必需的营养素。

蔬菜不能直接降血压，直到现在也没人发现吃任何一种蔬菜能够直接降血压。虽然北京大学的一项研究显示，吃辣椒的女性高血压风险可能更低，但这毕竟只是一项研究。

我们选择了大家较为关心、争议较大的几种蔬菜进行说明。

1. 芹菜

民间流传的说法是吃芹菜能降压！

直到目前为止，没有任何权威机构、指南或医生的临床经验证实芹菜降血压。有人说芹菜含有丰富的钾盐，所以能够降压。这貌似有道理，但对比后发现芹菜在含钾蔬菜排行榜上名次并不靠前，含钾量较高的食物也不能降血压，何况是芹菜。

任何食物都无法取代药物，所谓的食疗只是在预防疾病的时候起到非常重要的作用。长期以蔬菜、水果等植物性食物为主，或许可以预防高血压，利于控制高血压。

有人说，自己以前有高血压，吃了芹菜后血压确实正常了。那试问："您除了吃芹菜，有没有戒烟戒酒、控制体重、低盐饮食、坚持运动呢？难道要把血压恢复正常的功劳全部记到芹菜头上吗？"

还有人说吃芹菜降血压有实验依据：将芹菜素灌给大鼠，发现其血压下降了。可这是大鼠实验，不是人体试验。关键我们得看吃多少芹菜才可能有效，按照大鼠的芹菜量来计算人的芹菜量，那么一个体重为60kg的人每天得吃25kg芹菜，才能起到理论上降血压的作用，并且降血压不代表就能降到正常水平。所以，说吃芹菜或者任何蔬菜降血压是谣言。

2. 洋葱

洋葱也被很多人认为能够降血压、通血管。

洋葱含有前列腺素A，理论上是天然的血液稀释剂。前列腺素A能扩张血管，理论上可降血压，减少外周血管并增加冠状动脉的血流量，预防血栓形成。可这是前列腺素A的作用，并不是洋葱的作用，因为一个洋葱中前列腺素A的含量微乎其微，我们根本不可能依靠吃洋葱来降血压。

当然，如果您喜欢吃洋葱，可以继续吃洋葱，也有一定的好处，但别指望吃洋葱可以直接降血压！

3. 黑木耳

黑木耳含有较高的多糖和膳食纤维，对改善肠道菌群、调节免疫系统有一定的作用。但是，黑木耳的维生素C、类胡萝卜素、类黄酮等有益成分的含量都很低，并不能完全替代新鲜蔬菜的营养作用。

有研究表明，木耳多糖能够降血糖、血脂，防止血栓形成，预防脑血管疾病；分解体内肿瘤，具有很好的抗癌作用。但这是木耳多糖，不是黑木耳，且大部分结论都来自动物研究而不是人体研究。另外，黑木耳的食用总量是有限的，很难发挥药理价值。所以大家可以继续吃黑木耳，但别指望黑木耳能降"三高"。

4. 南瓜

南瓜既可以算作粗粮，又可以算作一种蔬菜。

中医认为，南瓜味甘，性平，归肺、脾、胃经，具有解毒消炎、补中益气之功效。

现代营养学发现南瓜含有丰富的蛋白质、氨基酸、多糖类物质、胡萝卜素、维生素C、膳食纤维及微量元素。

南瓜适合高血压、高脂血症及心脑血管疾病患者食用。但还是那句话，南瓜不能直接降血压。

有人说南瓜能降血糖，真的吗？根据《中国食物成分表》，南瓜的升糖指数较高。可见南瓜吃多了，可能会升高血糖，高血压合并糖尿病患者要控制南瓜的摄入量。

六、其他

1. 花生/坚果

花生富含不饱和脂肪酸、维生素E和维生素B，这些都利于控制血压，促进血液中胆固醇的代谢；花生富含的白藜芦醇和单宁，是保护心血管的重要物质。

花生油含有亚油酸。科学家经研究发现，如果缺乏亚油酸，胆固醇就会与一些饱和脂肪酸结合，在血管壁上沉积下来，逐步形成动脉粥样硬化，引发心脑血管疾病。

花生是比较健康的食材，但要注意制作方法。烤花生、炸花生、盐焗花生、甜花生并不是最好的选择，营养损失较多，还容易附着大量的盐、糖、油而不利于控制血压。花生比较适合的吃法是炖煮。

所以花生不仅适合高血压患者，也适用于糖尿病、高脂血症、心脑血管疾病患者。

经常吃坚果有助于降低心血管风险，建议用坚果代替油炸食品、膨化食品等反式脂肪酸高的零食。

研究发现，4 年期间坚果摄入总量每天增加 0.5 份（1 份树生坚果或花生大约为 28g），心血管病、冠心病、脑卒中风险分别降低 8%、6%、11%。

与 4 年期间一直不吃坚果的人相比，坚果摄入总量每天增加超过 0.5 份的人，未来 4 年心血管病、冠心病、脑卒中风险分别降低 25%、20%、32%。

与 4 年期间坚果摄入量保持不变的人相比，坚果摄入量每天减少超过 0.5 份的人，未来 4 年心血管病、冠心病、脑卒中风险分别增加 14%、6%、28%。

4 年期间树生坚果、核桃、花生的摄入量每天分别增加 0.5 份，未来心血管风险分别降低 10%、17%、9%。

树生坚果和花生摄入量每天分别增加 0.5 份，冠心病风险均降低 10%。

当然，过犹不及。《中国健康生活方式预防心血管代谢疾病指南》指出，一般人群可适量摄入坚果，建议每周吃 50~70g。

健康生活，预防"三高"，保护心血管，坚果每天来一把！

2. 牛奶

有人问："奶制品含有脂肪，会不会升高血脂水平呢？"适量的奶制品对于血脂并不会造成影响，严重的高脂血症合并心脑血管疾病患者可以选择脱脂奶。

中国医学科学院阜外医院的研究显示，每天适当喝牛奶，有助于降低心血管病的发生和死亡风险。比起那些从不喝牛奶的人，每天喝牛奶 150~300g 的人，心血管风险降低 23%，死亡风险降低 19%。

牛奶能保护心血管，一方面是因为牛奶含有大量蛋白质、钙和钾，有助于改善血脂和血压异常、胰岛素抵抗、腹部脂肪等心血管危险因素；另一方面是因为牛奶中某些类型的脂肪还可能有助于改善高密度脂蛋白胆固醇（也就是"好胆固醇"），抑制低密度脂蛋白胆固醇（也就是"坏胆固醇"）氧化及炎症，从而减轻动脉粥样硬化，减少"血管垃圾"，预防心血管疾病。

如果您喝完牛奶没有不舒服的感觉，那么建议您坚持喝牛奶！

3. 豆浆

豆浆的主要成分是植物蛋白质，它是我们人类补充蛋白质的最佳食物。蛋白质是人体必需成分，所以高血压和高脂血症患者能喝豆浆。优质蛋白质有助于防止体重增加，使低密度脂蛋白降低 12%~20%；有助于降低血压；有助于预防糖尿病，从而全面预防心脑血管疾病。

《英国医学杂志》发表的一项研究显示，适当吃植物蛋白质，可同时降低全因死亡和心血管疾病死亡风险；植物蛋白质吃得较多的人，全因死亡风险降低 8%，心血管疾病死亡风险降低 12%；每天摄入的热量中来自植物蛋白质的热量每增加 3%，全因死亡风险可降低 5%；而动物蛋白质吃得较多的人，心血管疾病死亡风险没有明显降低。

所以，您如果有喝豆浆的习惯，可以继续保持这个习惯。

4. 醋

门诊来了一位 27 岁的小伙子，发现高血压 1 年。

他从电视上看到喝醋能降血压，于是开始坚持喝醋，可是 1 年过去了，血压还是 160/100mmHg。他进门就问我："医生，我都喝了 1 年醋，怎么血压还是这么高？"

我说："也没人说喝醋降血压呀！"

他说："电视上说喝醋降血压。"

我说："如果喝醋降血压，您怎么今天还挂号看病来了？"

高盐会升高血压，高糖会升高血糖，相对来说醋较为健康，但这并不是说喝醋就能降血压。长期健康的调味习惯利于预防和控制高血压，但不能直接治疗高血压。

醋是一种发酵的酸味液态调味品，多由糯米、高粱、大米等发酵制成。醋除含乙酸外，还含有多种氨基酸及微量元素。

醋能去腥解腻，能开胃、消食，增加鲜味和香味，使烹饪原料中钙质溶解而利于人体吸收。但没有实验证明喝醋能降血压、降血脂和软化血管。喝过量的醋可能对口腔、食管和肠胃造成损害。

喝醋要适量，不能靠喝醋来降压。

5. 辣椒

很多人都喜欢吃辣椒，没有辣椒，连饭都吃不下去。

我们吃辣椒的时候，嘴唇、口腔、舌头会感觉到辣，肚子会感觉到辣；手或眼睛碰到辣椒也会辣；更奇怪的是，第二天排便时也会感觉到辣。

味觉系统能感受和区分多种味道，目前认为所有味道都是由酸、甜、苦、咸、鲜 5 种基本味道组成的。味觉的感受器是味蕾，主要分布在舌表面和舌缘，也分布在口腔和咽部黏膜的表面。所以我们吃东西的时候，只能靠口腔周边部位感受食物的味道。而其他部位没有味蕾，自然无法感受到味道。人的味蕾平均约有 8 万个。儿童味蕾较多，随着年龄增长，味蕾就会减少，所以老年人容易觉得饭菜无味。不同部位的味蕾对不同味道刺激的敏感度不同，一般舌尖对甜味比较敏感，舌两侧对酸味比较敏感，舌两侧前部对咸味比较敏感，而软腭和舌根部则对苦味敏感。

味觉是一种快适应感受器，长时间受某种味道刺激时，对其敏感度可降低，但此时对其他味道的敏感度并无变化。所以吃盐多的人，时间长了还觉得味道淡，因为长时间受咸味刺激，对咸味的敏感性就会降低。

辣并不是一种味道，而是一种烧灼疼痛的感觉，所以不但舌头、口腔、嘴唇能感到烧灼疼痛，就连手指、胃肠、肛门等处也会感到烧灼疼痛，也就是所谓的"辣"。

辣椒含有辣椒素，辣椒素能够促使人产生灼热疼痛的感觉。

目前并没有关于吃辣椒好不好的权威研究，一些报道提示，吃辣椒可能利于预防高血压，甚至可能利于预防心血管疾病。

但辣本身就是一种刺激，吃完辣椒不舒服尤其是胃肠不舒服的人，最好不食用辣椒。

辣就是一种感觉，辣得开心就好！

6. 茶

我的一位好朋友是快餐店老板，他前段时间去旅行，当地导游告诉他，当地人长期把当地的一种树叶当茶喝，一年四季都喝，那个地方至今没有"三高"患者，几乎每个人都长寿，平均寿命达 90 岁。

我这位好朋友买了 5 斤"降压茶叶"，花了上千元，想靠它根治自己的高血压，觉得喝这个比吃降压药更安全。

他后来给我打电话说自己血压是 170/110mmHg。我问他有没有按时服药，他说喝了降压茶，没吃降压药。我说："您到底是真傻还是假傻？如果这个树叶有效，您现在的血压应该是 140/90mmHg 以下，可是现在血压是 170/110mmHg，就证明这个树叶没效，或者严谨地说，目前没有效。或许当地人从小喝确实有效，可能还和水土、空气、生活节奏及遗传基因等有关系，而不是说谁喝了这个树叶都能把血压降到正常水平。判断一种方法或一种东西能不能降血压很容易，测量一下血压就可以。现在看来，您这几斤树叶，并不能降血压。"

我国是茶文化大国，常见的茶有绿茶、红茶、乌龙茶、白茶、花茶、黑茶、黄茶等。每种茶的口感不一样，功效也不同，但一般的茶对血压不会有太大影响。

（1）绿茶：绿茶是不经过发酵的茶，即将鲜叶经过摊晾后直接放到 100~200℃的热锅里炒制，以保持其绿色的特点。

（2）红茶：红茶与绿茶恰恰相反，是一种全发酵茶，发酵程度大于80%，红茶的名字得自其汤色红。

（3）黑茶：黑茶具有发酵特征，因呈黑色而得名，云南的普洱熟茶就是其中一种。普洱茶分为普洱生茶和普洱熟茶。按照产区不同，黑茶分为湖南黑茶、湖北老青茶、四川雅安藏茶和滇桂黑茶。

（4）乌龙茶：乌龙茶也就是青茶，又称"功夫茶"，是一类介于红茶和绿茶之间的半发酵茶。

（5）白茶：白茶基本上就是靠日晒制成的，白茶和黄茶的外形、香气和味道都是非常好的。

（6）黄茶：著名的君山银针茶就属于黄茶，黄茶的制法有些像绿茶，不过中间需要闷黄三天。

（7）花茶：花茶是用花香增加茶香的一种茶叶，在我国很受欢迎。一般是用绿茶做茶坯，少数也有用红茶或乌龙茶做茶坯的。它根据茶叶容易吸收味道的特点，把香花如茉莉花、桂花等加入茶叶中制作而成。花茶包括花草茶和花果茶，常见的有：菊花茶、山楂茶、荷叶茶、槐米茶、玫瑰茶等。

每个地区对于茶的喜好不同，每个人对茶的喜好也不同。高血压患者当然可以喝茶，清淡的茶水对于血压没有影响，不会直接升高血压，也不会降低血压。虽然有人宣传部分茶叶有保健降血压功能，但这也必须建立在健康的生活方式的基础上。

不管哪种茶，都可以喝，只是不要太浓。浓茶可能会影响人的心跳、睡眠，导致血压波动，甚至会升高血压，所以不要喝浓茶。

有的人问是否可以用茶水送服降压药，对于这个问题，肯定是建议用白开水送服，但如果没有白开水，用少量的茶水送服也无妨，不会影响药效。

中国医学科学院阜外医院随访近 6 年的研究发现，与不饮茶者相比，习惯饮茶者（6 个月内每周喝茶不低于 3 次）血压升高和高血压风险分别降低 17% 和 14%；每月喝茶量越多，高血压风险越低。

《美国心脏协会杂志》发表的一项研究显示，长期坚持饮茶的人，其高密度脂蛋白水平下降得更慢，心血管风险降低 8%。

中国医学科学院阜外医院顾东风院士团队在 2019 年发表的一项研究，通过观察 10 万人，发现有长期饮茶习惯的人心脑血管疾病的发病率下降 20%，死亡风险下降 15%，有长期喝绿茶习惯的男性受益较大。

从上述 3 项研究初步看来，喝茶利于控制血压和血脂乃至预防心血管疾病，但这毕竟只是一些小样本研究而不是大规模的研究，所以至少目前并不能证实喝茶能降血压、血脂或预防心血管疾病。

常喝茶有好处，自己喜欢哪种茶就喝哪种，喝茶可以修身养性，但别指望喝茶能降血压、能治病！

7. 咖啡

门诊来了一位老先生，他是一位大学教授，有高血压，之前找我诊断后血压调整得还不错，今天来复诊。他问道："王医生，我以前有喝咖啡的习惯，后来因为高血压没敢喝咖啡，不知道还能不能喝？"

我说："您本来就有喝咖啡的习惯，且喝完没有任何不舒服的感觉，就可以继续喝。有研究显示，喝咖啡还能预防心脑血管疾病。"

那么所有的高血压患者是不是都能喝咖啡？

咖啡含有的咖啡因能够增强肾素、血管紧张素活性，增加肾上腺素和去甲肾上腺素的分泌，引起全身血管收缩、阻力增加，可能会使部分人出现心悸、血压波动等。

从目前的研究来看，每天喝适量咖啡没问题。美国和欧洲权威机构发现，健康成人每天喝 1~2 杯（1 杯 150ml 左右）咖啡对身体无害。

还有研究显示，每天喝 1~2 杯咖啡的人，心血管风险较低。与每天喝 1~2 杯咖啡的人相比，不喝咖啡、喝无咖啡因咖啡和每天喝超过 6 杯咖啡的人，心血管风险分别增加 11%、7% 和 22%。

喝咖啡有几点注意事项。首先，要注意咖啡中的添加成分，如奶油、糖、咖啡伴侣等，这些添加成分对心血管没有好处，不建议多放，可以添加牛奶。其次，建议喝咖啡的时间与进餐时间相隔半小时以上，以免影响食物中钙、铁、维生素 B_6 的吸收。最后，不建议孕妇和儿童喝咖啡。

总之，如果您平时有喝咖啡的习惯，即使发现高血压或心血管疾病，也可以继续喝，并没有什么影响；但如果您平时不喝咖啡，您也没必要因为得了"三高"或心血管疾病，就开始喝咖啡。

8.枸杞

关心养生保健的人越来越多，中医保健成为一个火热的选择。

有句网络流行语是，"人到中年不得已，保温杯里泡枸杞"。

枸杞，味甘，性平，治肝肾阴亏、腰膝酸软、头晕、目眩、目昏多泪、虚劳咳嗽、消渴、遗精。

禁忌人群为外感实热、脾虚泄泻者。

适宜人群为肝肾阴虚者和癌症、高血压、高脂血症、动脉硬化、慢性肝炎、脂肪肝患者以及用眼过度者、老年人。

从现代医学的角度讲，枸杞富含钾盐、胡萝卜素、甜菜碱、维生素A、维生素B、维生素C和钙、磷、铁等。就枸杞含钾量高这一点来看，高血压患者是可以吃的，因为高钾利于控制血压。

热性体质的人食用枸杞一定要注意量，感冒发热、身体有炎症、腹泻的人最好不要吃枸杞。

枸杞食用方便，可以当零食吃，可以煲汤熬粥，可以泡茶饮用，在医生指导下与其他药材搭配食用会有更好的功效。

目前没有任何报道提示高血压患者不能吃枸杞，也没有证据证明吃枸杞能降血压。枸杞毕竟不是普通干果，枸杞是药，切莫过量。

七、这样饮食血压才平稳

什么样的食物能降血压?

这是很多高血压患者想知道的!

可是医生每次都会像泼冷水一样回答：没有哪一种食物能够直接降低血压!

上面我们提到的肉类、蛋类、水果、蔬菜、薯类、菌类、牛奶、豆浆、坚果、醋、辣椒、茶、咖啡、保健品等，几乎包括了所有的饮食种类，这些单独的食物并不能直接降低血压。

但健康科学的饮食是利于预防和控制高血压的，这个健康科学的饮食并不是某一种具体的食物，而是一个全面的饮食方案。

2018年《柳叶刀》的一篇文章显示，2017年因为高钠饮食而死亡的人数就有300万，因为杂粮吃太少而死亡的人数也有300万，因为水果摄入不足而死亡的人数有200万。全球近20%的死亡案例是饮食问题导致的，在我们国家这个比例更高。《柳叶刀》的原文指出，根据2017年的统计数据，中国由饮食结构问题造成的心血管疾病死亡率在世界人口前20位的大国中排第一名。

所以，健康饮食、科学饮食真的很重要！

高血压患者到底应该如何饮食呢？

其实，并没有绝对不能吃的食物，只要我们吃了某种食物不过敏，那么就能继续吃这种食物，但我们的饮食结构要科学、健康。

《美国心脏协会杂志》发表了一项对多种非药物治疗措施的研究，结果表明DASH饮食是最利于血压控制的。

1. 什么是DASH饮食

DASH饮食又称"高血压饮食"，这种饮食是一项大型高血压防治计划发展出来的饮食。该计划发现，饮食如果包含足够的蔬菜、水果、低脂奶，以维持足够的钾、镁、钙等离子的摄取，并尽量减少油脂量，特别是富含饱和脂肪酸的动物性油脂，可以有效地控制血压。

DASH饮食的原则是，在饮食比例上，相对增加富含膳食纤维、钙、蛋白质和钾的食物，主要以全谷食物和蔬菜等为主。

2. DASH饮食的具体建议

（1）主食增加粗粮杂粮，减少精细粮：随着生活水平的提高，很多人的主食都是以精细粮为主，摄取燕麦、玉米、豆类、小米、薯类等粗粮杂粮较少，结果导致饮食结构不平衡。长期吃精细粮，会导致维生素、矿物质和膳食纤维流失，会影响血压，甚至导致心脑血管疾病。

所以，主食应适当减少精细粮，逐渐增加粗粮杂粮，高血压患者更应该如此。《中国居民膳食指南》推荐每天摄入谷薯类食物250~400g，其中全谷物和杂豆类50~150g，薯类50~100g。主食中杂粮应该占1/3~1/2的比例。

（2）蔬菜水果的比例还需增加：蔬菜水果是维生素、矿物质、膳食纤维和植物化学物质的重要来源，可以保持肠道正常功能，提高免疫力，降低体重，预防高血压、糖尿病、高脂血症、心脑血管疾病等慢性疾病。

虽然近年来我们摄入的水果蔬菜比例有所增加，但是距离理想的比例还相差甚远，尤其是高血压患者更应该增加水果蔬菜的比例。

《中国居民膳食指南》推荐我国成人每天吃蔬菜300~500g，餐餐有蔬菜，深色蔬菜应占1/2；每天吃水果200~350g。可是目前我们平均每天吃水果约50g，远远不足，并且果汁不能代替水果。

（3）低脂奶和豆制品不可少：奶制品含丰富的优质蛋白质和钙，利用率也很高，高血压患者尽量选择低脂、脱脂奶。如果喝牛奶没有不舒服的感觉，建议每人每天平均饮奶300ml。

大豆含丰富的优质蛋白质、脂肪酸、维生素和膳食纤维，建议我国成人每天吃 50g 左右的大豆或相当量的大豆制品，最好每周吃 4 次左右。

（4）肉类和蛋类的选择：限制肥肉、内脏等肉类，偶尔吃一点儿可以，不宜多吃。如果吃猪肉、牛肉、羊肉等，应以瘦肉为主，但也不宜过多，要控制总量。过多的肥肉、内脏、红肉会增加"三高"风险，增加心脑血管风险。

日常摄入肉类以鱼肉、禽肉等为主，鱼肉、禽肉、瘦肉含有优质蛋白质、维生素 A、维生素 B、维生素 D 和无机盐。鱼肉中脂肪含量一般较低，且含有较多的不饱和脂肪酸，利于高血压的控制和心脑血管疾病的预防。《中国居民膳食指南》建议每天吃水产品 40~75g，而我们只吃约 24g；建议我们每天吃畜禽肉 40~50g，而我们已经吃超过了 138g。所以相对来说，可逐渐增加鱼肉而减少畜禽肉的比例。

各类蛋的营养成分基本一致，《中国居民膳食指南》建议每人每周吃 6 颗鸡蛋。

除了全面综合的健康饮食，盐对于高血压的影响从未被否认和轻视。世界卫生组织建议将盐摄入量减少 30%，可降低高血压风险。大量的研究也证实，低盐饮食确实利于血压的控制。将烹调油控制在 25~30g。控制添加糖的摄入量，每天不超过 50g，最好控制在 25g 以下。反式脂肪酸每日摄入量不超过 2g。含有反式脂肪酸的常见食物有：奶油、黄油、牛油、动物油、植物奶油、植脂末（奶精）、氢化植物油、奶茶。提倡足量饮水，成人每天饮水 7~8 杯（1 500~1 700ml），饮用白开水和淡茶水，不喝或少喝含糖饮料。

总之，每天的膳食应包括谷薯类、蔬菜水果类、畜禽鱼蛋奶类、大豆坚果类等食物。为了健康，请保证食物多样化，平均每天摄入 12 种以上食物，每周 25 种以上。多吃粗粮杂粮、水果蔬菜，减盐、减油、减糖！食不过量，保持能量平衡。

健康的一日三餐利于预防和控制"三高"、心脑血管疾病，不健康的一日三餐会增加"三高"和心脑血管风险。

科学地吃，才能吃出健康！

小结

　　预防是最好的治疗。高血压是可以预防的，预防高血压其实就是从生活的点点滴滴做起，尤其是健康饮食、坚持运动、控制体重、远离烟酒、规律作息、调整心态这 24 字方针。说起来简单，但真正做起来还是比较难的。我们放眼望去，有几个人能真正做到这 24 个字？

　　有人把高血压全部怪罪于遗传，虽然高血压具有一定的遗传倾向，但高血压并不只是和遗传相关，还和我们的生活方式相关。

　　遗传因素确实不可改变，这是从出生就具有的，迟早会表现出来。对于有遗传基因的这部分高血压患者，有人说预防也白搭，我倒是觉得预防更有意义。因为预防虽然不能百分之百保证不患高血压，但可以推迟高血压到来的时间。比如张三有高血压家族史，如果张三做到了上述健康生活 24字方针，那么有可能 50 岁才会得高血压；如果张三说自己有高血压家族史，预防也是白搭，整天胡吃海喝、久坐不动、抽烟喝酒、熬夜失眠、焦虑抑郁，那么不到 30 岁就可能会得高血压。50 岁才得高血压和 30 岁就得高血压相比，不但少吃 20 年药，更是减小了脑梗死、脑出血、心衰、肾衰竭、心肌梗死等风险。

　　预防高血压要从小做起，道理很简单，如果到了中青年时期，发现已经得了高血压，那就谈不上预防，那时候的问题就是治疗了。高血压也不是几天形成的，不是说今天发现有高血压，明天开始采取健康的生活方式，血压就会正常。高血压是日积月累的结果，只有从小培养良好的生活习惯，才能有效预防高血压。

看到这本书的人，基本上都是爸爸妈妈或爷爷奶奶，可能也是高血压患者，这些人看完这本书主要的收获是不在高血压的防治上犯错。但其实我分享这本书更重要的一个目的就是，请大家把预防高血压的方法分享给周围的人，尤其是分享给孩子，因为预防高血压要从娃娃抓起，趁着他们还没有高血压，预防才显得有意义。

我分享了较多的饮食方式，因为大家都关心饮食，在饮食中犯的错也较多。我就是要告诉大家，健康饮食不是清淡饮食那么简单，健康饮食是全面、科学的饮食。全面、科学的健康饮食确实能够预防高血压，但并没有具体的某一种食物能直接降血压，也没有什么食物绝对不能吃。健康饮食更多的是一个量的问题，适可而止，过犹不及。

健康饮食、坚持运动、控制体重、远离烟酒、规律作息、调整心态这24字方针，不但能够预防高血压，在一定程度上也是治疗高血压的基础。

得了高血压，就得治疗，治疗的基础并不是降压药，而是上述24字方针。坚持健康的生活方式，在一定程度上能够降低血压，或许能把轻度高血压降到正常水平。即使我们不能通过上述健康的生活方式把高血压降到正常水平，也能控制高血压。比如张三血压是 170/110mmHg，只是吃降压药，不愿坚持健康的生活方式，结果吃了三种降压药，血压降到 140/90mmHg。不但如此，因为张三不遵循健康的生活方式，动脉粥样硬化还在加重，10 年后发生了心脑血管疾病。如果张三当时能够一边吃降压药，一边坚持健康的生活方式，那么张三可能只需要吃两种降压药，血压就能降到 130/80mmHg，也可能预防动脉粥样硬化和心脑血管疾病的发生。

当然，健康的生活方式只能在一定程度上降低血压，并不能替代高血压的治疗。绝大部分的高血压患者最终还得通过降压药来降血压。

请看"用药篇"。

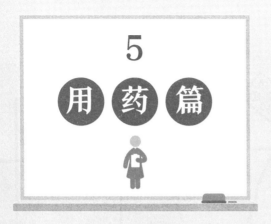
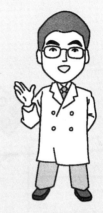

5

用 药 篇

几乎所有高血压患者都关心降压药。大家得了高血压以后，想得最多的就是：我赶紧吃个啥药，把高血压治好。

大家后来慢慢了解到，高血压很难根治，于是就无奈地接受每天吃降压药来控制血压，把降压药当作管理高血压的关键。

可是我个人认为，降压药固然重要，但更重要的是对待高血压的态度，判断高血压的风险，准确测量血压，健康的生活方式和管理血压的习惯。因为吃什么降压药、吃多少降压药，更多的是医生的决策，所以降压药对于大家是比较简单的一件事情。

大家不能看别人吃什么降压药，自己也吃什么降压药；也不能看到我写的各种降压药，自己就随便选一种来吃。

正确的做法是在医生指导下选择降压药。虽然医生给我们选择了降压药，但我们需要了解降压药的特点和副作用，因为这些降压药大部分都得陪我们一辈子，所以熟悉这些常用降压药很有必要。

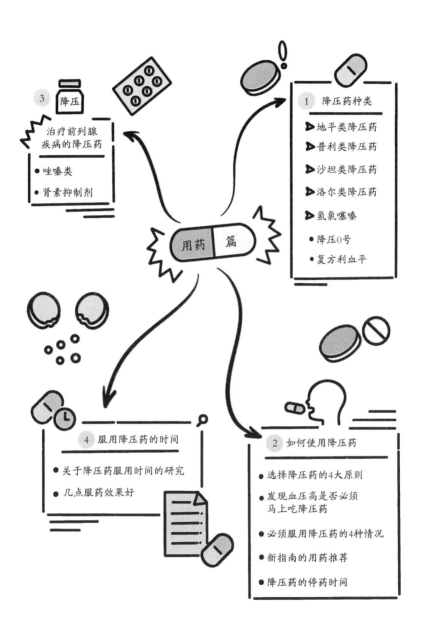

3 降压

治疗前列腺
疾病的降压药

● 唑嗪类
● 肾素抑制剂

用药 篇

1 降压药种类

▶ 地平类降压药
▶ 普利类降压药
▶ 沙坦类降压药
▶ 洛尔类降压药
▶ 氢氯噻嗪

● 降压0号
● 复方利血平

4 服用降压药的时间

● 关于降压药服用时间的研究
● 几点服药效果好

2 如何使用降压药

● 选择降压药的4大原则
● 发现血压高是否必须
  马上吃降压药
● 必须服用降压药的4种情况
● 新指南的用药推荐
● 降压药的停药时间

第一节 | 地平类降压药

 地平类的用法、用量及副作用！

地平类是 5 大类降压药之一，适合老年高血压患者、高血压合并周围血管病患者、高血压合并稳定型心绞痛患者、高血压合并颈动脉粥样硬化患者、高血压合并冠状动脉粥样硬化患者。但快速心律失常和心衰患者慎用地平类降压药。

常见不良反应有：踝部水肿，下肢水肿发生率为 4%~12.5%；心悸、窦性心动过速；舌根麻木、口干、发汗、头晕、头痛、恶心、乏力、面部潮红、食欲减退；牙龈增生、鼻塞、胸闷、气短、便秘、腹泻、胃肠痉挛、腹胀、关节僵硬、肌肉痉挛、精神紧张、颤抖、神经过敏、睡眠紊乱、视物模糊。

下面介绍一些常用的地平类降压药。

一、硝苯地平

1. 硝苯地平的种类

高血压患者对硝苯地平一定不会陌生，硝苯地平的剂型很多，包括硝苯地平片、硝苯地平缓释片（Ⅰ）、硝苯地平缓释片（Ⅱ）、硝苯地平缓释片（Ⅲ）、硝苯地平控释片。这5种药物到底有什么区别，分别适合哪些人呢？

（1）硝苯地平片：口服15分钟起效，1~2小时作用达高峰，作用持续4小时；舌下给药2~3分钟起效，20分钟效果达高峰。舌下含服硝苯地平片可使血压迅速且显著降低，但其降压幅度与速度难以掌控，可能对患者产生不利影响甚至导致严重后果。因此，不建议舌下含服。

现在只有在遇到高血压危象且没有办法输液时，才使用硝苯地平片迅速降压。一般降压时不建议使用硝苯地平片。

硝苯地平片俗称"心痛定"，但它并不能直接治疗心脏病，也不能缓解心脏疼痛，不要被这个名字误导。"心痛定"其实是一种短效且早已不常用的降压药。

硝苯地平片持续时间短的缺点逐渐被科学家改正，于是出现了第二代硝苯地平，即硝苯地平缓释片。

（2）硝苯地平缓释片：缓释片已经成为药物更新的一个重要标志，与普通制剂相比，缓释片具有治疗作用持久、毒副作用小、用药次数少的特点，缓释剂型一般不能嚼碎服用，建议空腹服用。

硝苯地平缓释片有以下3种。

硝苯地平缓释片（Ⅰ），每片10mg，服用1次能够使最低血药浓度维持 12 小时左右，起始剂量是 10mg，最大剂量是 20mg，每日 2 次。

硝苯地平缓释片（Ⅱ），每片 20mg，服用 1 次能够使最低血药浓度维持 12 小时左右，每次 20mg，每日 1~2 次。

硝苯地平缓释片（Ⅲ），每片 30mg，能够 24 小时近似恒速释放硝苯地平，每次 30mg，每日 1 次。

缓释片已经避免了硝苯地平片作用时间短、吃药次数多、导致血压波动大的缺点，适合更多高血压患者使用。如果吃完硝苯地平缓释片，血压正常，且没有副作用出现，那么就可以继续服用，当然根据经济条件，选择每日 1 次的缓释片更好。

（3）硝苯地平控释片：硝苯地平控释片为第三代硝苯地平，它采用了全新的激光打孔技术，就是把硝苯地平片这种药物装进一个小壳中，在这个小壳上采用激光打孔技术，药物就会从小孔中缓慢释放，从而使血药浓度保持平稳。控释片作用时间长，在 24 小时内近似恒速释放硝苯地平，通过膜调控的推拉渗透泵原理，使药物以零级速率释放。它不受胃肠道蠕动和pH的影响。服药后，药片中的非活性成分完整地通过胃肠道，并且不溶的外壳随粪便排出。所以如果服用硝苯地平控释片，发现大便里有一个药片，不要大惊小怪以为这个药不消化，其实这只是药壳。

硝苯地平控释片，每片 30mg，每日 1 次。

第三代硝苯地平适合所有能用地平类降压药的高血压患者。

对于硝苯地平片、缓释片、控释片，下一代都比上一代技术含量高，降血压效果好。

2. 硝苯地平的注意事项

硝苯地平与利福平合用，硝苯地平的生物利用度可能会降低，疗效受影响。因此禁止硝苯地平与利福平合用。

另外，增加硝苯地平降血压力度的药物也不能与硝苯地平合用，如红霉素、利托那韦、酮康唑、氟西汀、萘法唑酮、奎双普汀/达福普汀、丙戊酸、西咪替丁、西沙必利等。

一些常见食物对硝苯地平也有影响，西柚或葡萄柚可增强降血压的作用，因此服用硝苯地平时应尽量避免食用西柚或葡萄柚。

硝苯地平类降压药比较适合高压高的患者、老年高血压患者、容量性高血压患者、盐敏感型高血压患者。

硝苯地平类降压药是临床常用的一类降压药，但一定要选对！

二、氨氯地平

1. 氨氯地平的种类

氨氯地平分为苯磺酸氨氯地平、苯磺酸左旋氨氯地平、马来酸左旋氨氯地平。

（1）苯磺酸氨氯地平：1990 年，苯磺酸氨氯地平片问世。

（2）苯磺酸左旋氨氯地平：1999 年，去除了苯磺酸氨氯地平中的右旋成分，首次得到纯净左旋体并获得化合物发明专利和知识产权，苯磺酸左旋氨氯地平诞生。

（3）马来酸左旋氨氯地平：2003 年，通过改变酸根方法生产出第二种左旋体氨氯地平药物，马来酸左旋氨氯地平诞生。

2. 氨氯地平的服用

（1）苯磺酸氨氯地平的起始剂量为 5mg，每日 1 次，最大剂量为 10mg，每日 1 次。

身材小、虚弱、年老或伴肝功能不全患者，起始剂量为 2.5mg，每日 1 次；此剂量也可作为本品联合其他抗高血压药物治疗的剂量。一般的剂量调整应在 7~14 天后进行。

（2）苯磺酸左旋氨氯地平的初始剂量为 2.5mg，每日 1 次；根据临床反应，可增加剂量，最大可增至 5mg，每日 1 次。

（3）马来酸左旋氨氯地平的起始剂量为 5mg，每日 1 次，最多不超过 10mg，每日 1 次。

本品口服后吸收完全但缓慢，6~12 小时达到浓度高峰，持续用药 7~8 天后达到稳定的血药浓度。

3. 氨氯地平的不良反应

说到不良反应，需要强调的是，大家不要看到说明书里写的不良反应就害怕。药物在上市前，要经过多期临床试验，在临床试验中，全球即使发生一例不良反应也必须记录在案，也必须写入说明书，这是严谨的表现。从一定层面上说，说明书的不良反应写得越多，这种药的临床试验越严谨，我们无须夸大药物不良反应。降压药不良反应的发生风险很低，我们关注即可，及时发现，及时找医生，而不能因为畏惧降压药的不良反应而拒绝服用降压药。

苯磺酸氨氯地平常见的不良反应是头痛和水肿等。

苯磺酸左旋氨氯地平常见的不良反应有头晕、头痛、水肿、疲劳、失眠、心腹痛、面部潮红、心悸、瘙痒、皮疹、呼吸困难、无力、肌肉痉挛和消化不良等。

马来酸左旋氨氯地平常见的不良反应有面部潮红、疲劳、水肿、眩晕、头痛、腹痛、恶心、心悸、嗜睡等。

这三种降压药在临床均可选用，关键是看自己的血压是不是长期平稳地下降！

如果血压平稳，不要随意换药！

三、其他地平类

临床上常用的地平类还有非洛地平、乐卡地平、拉西地平、贝尼地平、尼卡地平、尼群地平、尼莫地平。

1. 非洛地平

非洛地平具有显著、高度的血管选择性，对动脉平滑肌具有高度的选择性，对冠状动脉、脑血管及外周血管均有扩张作用。作用强度与硝苯地平相似，可抑制血管平滑肌收缩活性，高剂量使用时抑制钙调素干扰细胞内钙离子的利用。

非洛地平抑制肾小管和集合管对钠和水的重吸收，并降低肾动脉阻力。尽管全身血压降低，但肾血流量仍然增加，肾小球滤过率不变，产生轻微的利尿和尿钠增多的作用，但不影响钾的日排泄量，适用于各级高血压。

口服：起始剂量为 2.5mg，每日 1 次，根据血压可逐渐增至 10mg，每日 1 次。

不良反应：大剂量服用时可出现头晕、头痛、心悸、疲乏、齿龈增生、踝关节水肿。

本品可分泌进入乳汁，哺乳妇女应停药或停止哺乳。老年人需减小剂量并注意监测。服药期间注意监测血压；保持良好的口腔卫生，可降低牙龈增生的发生率及严重性。

2. 乐卡地平

乐卡地平亲脂性较高，因此起效时间较慢，作用时间较长。选择性血管扩张作用导致的负性肌力作用较硝苯地平、尼群地平和非洛地平弱；而血管选择性强于氨氯地平、非洛地平、尼群地平及拉西地平。

口服：推荐剂量为10mg，每日1次，至少在饭前15分钟口服，必要时2周以后增至20mg，每日1次。

不良反应：头痛、面部潮红、无力、疲劳、心悸及踝关节水肿，3%~5%患者因此停药。本品不良反应多属于轻中度，且与血管扩张作用相关。

3. 拉西地平

拉西地平为特异、强效持久的二氢吡啶类钙通道阻滞剂，主要选择性地阻滞血管平滑肌的钙通道，扩张周围动脉，减小周围血管阻力，减低心脏后负荷，降低血压。

口服：每日1次，早餐后口服2mg，1周后如降压达显效水平，则以原剂量维持，未达到显效水平应每周递增2mg，最大剂量为8mg。

不良反应：多与其血管扩张作用有关，如头痛、面部潮红、水肿、眩晕、乏力、心悸，通常短暂出现并随继续使用该药而逐渐消失或减弱。少见皮疹、红斑、瘙痒、食欲不振、恶心、多尿、胸痛、齿龈增生、一过性碱性磷酸酶水平升高。一般停药后症状可逐渐消失或恢复正常。

4.贝尼地平

贝尼地平抑制钙离子内流，从而扩张冠状动脉和外周血管。

口服：早饭后口服，成人通常每次 2~4mg，每日 1 次。应根据年龄及症状调整剂量，如效果不佳，可增至每次 8mg，每日 1 次。重度高血压患者应每次 4~8mg，每日 1 次。

不良反应：心悸、面部潮红、头痛等。

5.尼卡地平

尼卡地平通过抑制钙离子流入血管平滑肌细胞而发挥血管扩张作用，能抑制磷酸二酯酶，使冠状动脉及肾血流量增加，起到降压作用。

口服：每次 10~20mg，每天 3 次；佩尔地平，每次 40mg，每日 2 次。

不良反应：较常见的有足部水肿、头晕、头痛、面部潮红，均为血管扩张的结果；小部分人出现心悸、心动过速、心绞痛加重的情况，常由反射性心动过速引起，减小剂量或加用 β 受体阻滞剂可以缓解；也有小部分人出现恶心、口干、便秘、乏力、皮疹等症状。

6.尼群地平

尼群地平的化学结构与硝苯地平类似，是一种二氢吡啶类钙通道阻滞剂，能抑制血管平滑肌及心肌的跨膜钙离子内流，但以血管作用为主，故血管选择性较强。尼群地平可引起全身血管扩张（包括冠状动脉、肾小动脉），主要降低低压。

口服：成人初始剂量为 10mg，每日 1 次。应根据治疗反应进行剂量调整。如果没有达到治疗效果，可增加为每日 20mg。最大剂量为 20mg，每日 2 次。

不良反应：面部潮红、头晕、头痛、恶心、足踝部水肿、心绞痛、一过性低血压。对本品过敏者可出现过敏性肝炎、皮疹，甚至剥脱性皮炎等。

7. 尼莫地平

尼莫地平跟其他地平类药物比起来差别很大。

尼莫地平用于急性脑血管病恢复期的血液循环改善，可治疗蛛网膜下腔出血后的脑血管痉挛、轻中度高血压、偏头痛等，也可治疗缺血性神经元损伤和血管性痴呆，对突发性耳聋也有一定疗效。

尼莫地平主要用来保护脑血管，而不是常规降压药，也很少直接选用尼莫地平来降血压。

尼莫地平为什么主要是保护脑血管的呢？

这要从血脑屏障说起，血脑屏障是由脑毛细血管与神经角质细胞形成的一个屏障。它能够阻止很多物质特别是有害物质进入脑部，从而维持脑组织内环境稳定，对于维持神经中枢系统的正常生理状态有着重要的作用。

尼莫地平是亲脂性小分子药物，能够通过血脑屏障进入脑部发挥药效，从而拮抗钙离子通道、抑制脑血管收缩、保护脑血管。

口服：如果是高血压伴有脑血管病患者，尼莫地平可以作为首选的降压药，其服用剂量一般为 40mg，每日 3 次，最大剂量不超过 240mg。

不良反应：血小板减少、贫血、弥散性血管内凝血、水肿、心悸、面部潮红、出汗、头痛、眩晕等。

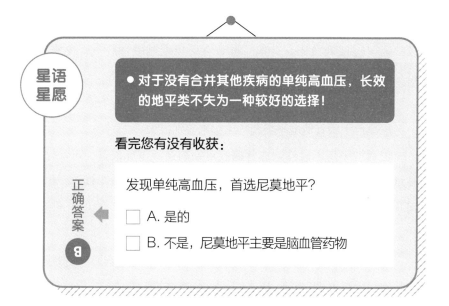

星语
星愿

● 对于没有合并其他疾病的单纯高血压，长效的地平类不失为一种较好的选择！

看完您有没有收获：

正确答案 B

发现单纯高血压，首选尼莫地平？

☐ A. 是的

☐ B. 不是，尼莫地平主要是脑血管药物

第二节 | 普利类降压药

 普利类降压药会致癌吗?

一、普利类的优点

普利类是通过抑制血管紧张素转换酶、阻断肾素和血管紧张素的生成、抑制激肽酶的降解而发挥降压作用。

普利类比较适合肾素水平较高的患者,并且由于年轻人的交感神经活性较强,因而血管紧张素受体拮抗剂较常用于年轻或肥胖的高血压患者。

大规模临床试验结果显示,此类药物对于高血压患者具有良好的靶器官保护和心血管终点事件预防作用。

高血压常常合并心衰、心肌梗死、房颤、肾功能不全、糖尿病、代谢综合征、蛋白尿等疾病,这时候首选普利类。因为普利类不但能够降低血压,而且能够预防心衰加重,降低心衰死亡率,预防心肌梗死后心脏增大,预防房颤,治疗糖尿病、肾病、蛋白尿等。

对于心衰患者，普利类是 4 大基石用药之一，不可缺少。对于心肌梗死患者，如果没有禁忌，都应该尽快使用普利类，保护心脏，预防心肌梗死并发症。

二、普利类的不良反应

普利类常见的不良反应为干咳，多见于用药初期，症状较轻者可坚持服药，不能耐受者可改用沙坦类；其他不良反应有低血压、皮疹，偶见血管神经性水肿及味觉障碍。长期应用有可能导致血钾升高，应定期监测血钾和血肌酐水平。

三、普利类的禁忌证

1. 妊娠
普利类可影响胚胎发育，育龄女性使用普利类时应采取避孕措施，计划妊娠的女性应避免使用普利类。

2. 血管神经性水肿
普利类可引起喉头水肿、呼吸骤停等严重不良反应，危险性大；临床一旦怀疑为血管神经性水肿，应终身避免使用普利类。

3. 双侧肾动脉狭窄
急性肾缺血、肾小球灌注压不足可引起急性肾损伤。

4. 高钾血症
普利类抑制醛固酮的分泌而导致血钾水平升高，较常见于慢性心衰、肾功能不全及补充钾盐或联用保钾利尿剂患者。

门诊有人直接来换降压药，说："之前有医生给我开了普利类，回家上网看到普利类会导致癌症，这不是治病，这是害人！"

我解释："并没有证据证明普利类会导致癌症，《ISH2020年国际高血压实践指南》还将普利类作为首选的降压药之一。"

这位患者拿出手机给我看所谓的证据。原来就是几年前的一个研究！

我说："这只是2018年的一篇报道，无须大惊小怪！"

四、普利类会导致肺癌吗

2018年10月，《英国医学杂志》发表的一篇论文称，服用普利类的患者和服用沙坦类的患者相比，癌症风险更高。结果大家误认为普利类会导致肺癌。

原来，加拿大劳伦特·阿祖莱教授团队做了一项研究，他们回顾性分析了1995—2015年服用新型抗高血压药物的患者，共992 061人，平均随访6.4年。其中335 135名患者接受普利类降压药治疗，29 008名患者接受沙坦类降压药治疗，101 637名患者既服用过普利类降压药，又服用过沙坦类降压药。结果显示，共有7 952例肺癌，每年发病率为1.3/1 000。而通过进一步分析发现，使用普利类的患者每年肺癌发病率为1.6/1 000，而使用沙坦类的患者每年肺癌发病率为1.2/1 000。也就是说，使用普利类的患者与使用沙坦类的患者相比，肺癌风险增加了0.4/1 000。研究还表明，随着普利类使用时间的延长，肺癌的发生率不断上升。

这个研究只是比较这两种药物对肺癌可能的影响，而没有对比其他降压药，也不涉及正常人群。研究人员也不能排除其他未测量因素，如社会经济差异、饮食和肺癌家族史，因此这个研究结果有一定的局限性，还需要进一步证实。现在说普利类致癌为时过早。

五、最新研究：普利类可能预防癌症

香港大学医学院附属玛丽皇后医院的研究人员发表在《高血压》杂志上的一项研究表明，临床应用广泛的普利类和沙坦类降压药不仅可以降低血压，还有降低大肠癌风险的作用。该项研究分析了2005—2013年40岁以上超过18.7万名高血压患者的医疗记录数据，这些患者无既往大肠癌病史，且初次肠镜检查均为阴性，其中普利类或沙坦类药物使用者占全体的16.4%，854人在肠镜检查6~36个月后患大肠癌。研究结果表明，初次肠镜检查大肠癌为阴性的高血压患者，与没有使用普利类或沙坦类药物的高血压患者相比，3年内大肠癌风险降低了22%；这两类药物使用的时间越长，大肠癌风险越低，使用时间每增加1年，大肠癌风险就会降低5%，这在55岁以上的高血压患者和有大肠息肉史的高血压患者中体现得尤为显著。

对该项研究进行同行评审的专家认为，上述结果证明普利类和沙坦类对大肠癌可能有很好的预防效果，并对人体有很好的保护效果。

星语
星愿

● 降压药如果既能降压又能保护心脏、血管，岂不两全其美!

看完您有没有收获:

没有高血压就不能使用降压药?

☐ A. 是的

☐ B . 心衰、心肌梗死患者即使没有高血压，
　　　只要血压不低，就应该使用普利类，
　　　因为普利类不但能降血压，还能治疗
　　　心脏病

正确答案

B

第三节 | 沙坦类降压药

 沙坦类降压药与肾脏的"爱"与"恨"！

在我们人体内，有一个对心血管功能起调节作用的系统，叫作"肾素–血管紧张素–醛固酮系统"。这个系统受交感神经系统支配，分泌产生的血管紧张素具有收缩血管的作用。如果血管紧张素产生多了，血管的收缩就会加强，血压就会升高。当然，血管紧张素还可以导致醛固酮分泌增多，引起水钠潴留，也会使血压升高。普利类和沙坦类就是在这个系统中发挥作用的两大类降压药，统称肾素–血管紧张素系统抑制剂。

普利类抑制血管紧张素的活化，沙坦类抑制与血管紧张素结合的受体。两者作用于同一系统的不同"靶点"，是一根绳上的蚂蚱，普利类靶点靠上，沙坦类稍微靠下。所以能用普利类就尽量选择普利类，普利类不耐受则选择沙坦类。但不能同时使用普利类和沙坦类，两者只能选其一。

一、沙坦类的优点

沙坦类不但降压平稳，而且不会像普利类那样引发咳嗽，不会像地平类那样引发心悸、水肿、面部潮红，不会像利尿剂那样引发电解质紊乱，不会像洛尔类那样引起心跳减慢。

沙坦类是冠心病的常用药物之一，可以防止心脏增大；是心衰的基石用药之一；可以减少尿蛋白，保护肾功能；可以减少房颤的发生；利于糖尿病患者控制血糖及保护肾脏等。

二、各种沙坦类药物的差异

1. 氯沙坦

氯沙坦是世界上第一种沙坦类药物，除用于高血压外，还可用于糖尿病肾病。在所有导致肾功能不全的疾病中，糖尿病肾病已经成为第二大疾病。高血压合并糖尿病患者或单纯糖尿病肾病患者可选择氯沙坦。一般服用 3~4 小时后，药效达到峰值，半衰期为 6~9 小时，连续用药 3~6 周后可达到最大降压效果。

2. 缬沙坦

缬沙坦在心衰和心肌梗死的治疗方面取得了美国食品药品监督管理局的认可。糖耐量异常的患者也就是潜在的糖尿病患者，应用缬沙坦可以在一定程度上延缓病情。高血压、心衰、心肌梗死、糖耐量异常等患者可首选缬沙坦。一般服药 2 小时后，药效达到高峰，半衰期是 9 小时，连续用药 2~4 周后达最大降压效果。

3. 坎地沙坦

坎地沙坦可通过抑制肾上腺分泌醛固酮而发挥一定的降压作用。坎地沙坦可使高压、低压下降，左室心肌重量、末梢血管阻力减小；对有脑血管障碍的原发性高血压患者的脑血流量无影响。一般服药 3~4 小时后达到药效峰值，半衰期为 9 小时，服药 2~4 周达到最大降压效果。

4. 替米沙坦

大规模的临床试验发现，那些心血管疾病的高危人群，如心肌梗死、脑卒中、糖尿病患者，使用替米沙坦可以降低心血管疾病死亡、脑卒中、心肌梗死住院等风险。一般服药 0.5~1 小时后可达药效峰值，半衰期为 20 多个小时，服药 4~8 周达到最大降压效果。

5. 厄贝沙坦

厄贝沙坦在减少尿蛋白、延缓肾功能恶化方面的循证医学研究比较充分，因此我国食品药品监督管理局批准了厄贝沙坦用于治疗高血压伴 2 型糖尿病肾病。一般服药 1~1.5 小时后达到药效峰值，半衰期为 11~15 小时，持续服药 4~6 周达到最大降压效果。

6. 阿利沙坦酯

阿利沙坦酯与氯沙坦钾相比，代谢途径相对简单，不会像氯沙坦钾那样产生多种与降压疗效无关的代谢产物。一般服药 1~1.5 小时后达到药效峰值，半衰期为 10 小时，服药 2~4 周达到最大降压效果。

7. 奥美沙坦

口服后，肾脏清除率为 0.5~0.8L/h，排泄率为 35%~50%，胆汁排泄率为 50%~65%。一般服药 1~2 小时后达到药效峰值，半衰期为 12~18 小时，服药 2~4 周达到最大降压效果。

8.沙库巴曲缬沙坦

该药物不是单纯的沙坦类药物，而是一种复合制剂，最初主要用于心衰的治疗。在心衰治疗上，它是一个里程碑式的药物。该药物是心肾血管、内分泌系统的守护者，其最大的特点是稳定心功能。沙库巴曲缬沙坦不但可以治疗心衰，也是常规降压药。

三、沙坦类的不良反应和注意事项

沙坦类的不良反应是低血压、高钾血症等，肾功能基本正常的高血压患者服用沙坦类出现高钾血症的概率很小，但是沙坦类多用于肾功能不全的高血压患者、糖尿病肾病合并高血压患者。

下面几类人要注意监测血钾和肾功能。

（1）肾功能不全患者，如肾小球滤过率已经偏低，即低于 60ml/min。

（2）糖尿病患者，特别是糖尿病肾病患者。

（3）服用保钾利尿剂如螺内酯的患者。

不能使用沙坦类的人群有：孕妇、哺乳期妇女、肾动脉狭窄者。

四、沙坦类与肾脏

前面说沙坦类能保护肾脏，可是后面又提到肾功能不全者要注意监测肾功能，那么沙坦类和肾脏到底是什么关系？

高血压会导致肾病，肾病也会导致高血压，而沙坦类和肾脏就是一对欢喜冤家。

1. 沙坦类与肾脏的"爱"

（1）常用降压药：沙坦类是常用的降压药之一，而且相对来说副作用小，可减小高血压对肾脏的高灌注损伤。

（2）降低尿蛋白：沙坦类除了降低血压，还能够通过减轻肾小球滤过膜的损伤，来达到降低尿蛋白的作用。

（3）保护肾功能：沙坦类能够阻断肾小球的硬化，起到保护肾脏的作用。

沙坦类对肾脏具有保护作用，单纯糖尿病或轻度肾功能损伤患者也可使用沙坦类。

2. 沙坦类与肾脏的"恨"

在肾脏供血不足或者双侧肾动脉狭窄的情况下，沙坦类有血钾和血肌酐水平升高的副作用。

在服用沙坦类的过程中，应做好血钾水平监测，一旦发现血钾水平升高，应立即停药；也要监测肾功能，尤其肾功能异常患者如果血肌酐水平升高超过基础值的30%，应减量或停药。

对于肾功能正常、没有肾动脉狭窄的人来说，沙坦类可保护肾脏。当肾脏已经出现问题，需要医生详细评估后决定是否可以应用沙坦类。

所以，沙坦类对于肾脏是一把双刃剑，用好了就保护肾脏，用不好就破坏肾脏。

五、沙坦类的最大降压效果

沙坦类的最大降压效果一般出现在2~6周以后，因为长效降压药起效稍慢。所以，不能吃了两天降压药后血压未达标，马上就加药，否则药物发挥最大降压效果的时候，可能导致低血压。

如果没有特殊情况，在使用长效降压药的时候，根据病情在4~12周内将血压逐渐降至目标水平。年轻、病程较短的高血压患者，降压速度可稍快；年老、病程较长、有合并症且耐受性差的患者，降压速度应该缓慢平稳。

大家想迅速降血压的心情可以理解，但降血压不能急于求成，欲速则不达。

《中国心力衰竭诊断和治疗指南2018》指出，心衰患者尽量选择缬沙坦、坎地沙坦、氯沙坦这三种沙坦类药物，当然沙库巴曲缬沙坦本身就是治疗心衰的药物，也可以作为选项之一。

高血压患者对于是否选择沙坦类药物，以及选择哪一种沙坦类药物，要咨询专业的心血管医生。

星语星愿

● 沙坦类降压药不但降血压，还可治疗动脉粥样硬化、心衰、糖尿病肾病、蛋白尿、房颤等。

看完您有没有收获：

正确答案

沙坦类药物能保护心脏，心衰患者可选用任何一种沙坦类药物？

 A. 不能　　 B. 可以

第四节 | 洛尔类降压药

> ！洛尔类降压药不仅降压，
> 还能"一箭五雕"！

洛尔类包括酒石酸美托洛尔、琥珀酸美托洛尔、富马酸比索洛尔等。洛尔类属于 β 受体阻滞剂，主要通过抑制过度激活的交感神经系统、抑制心肌收缩力、减慢心率来发挥降血压的作用。

一、洛尔类的优点

洛尔类尤其适用于伴快速心律失常、冠心病、慢性心衰、交感神经活性增强及高动力状态的高血压患者。

1. 高血压＋心率快

如果高血压伴有心率快，降心率不但能更好地降低血压，还能降低心血管风险。如果静息心率≥80 次/分，24 小时动态心率≥75 次/分，就需要干预，联合使用洛尔类，因为洛尔类不但降血压，而且降心率。

2. 高血压＋心衰

心衰患者只要血压不低，都可使用洛尔类，因为洛尔类是治疗心衰的基石用药，能降低心衰患者的住院率和死亡率。

3. 高血压＋心绞痛

高血压合并心绞痛、心率偏快患者，也需要使用洛尔类，因为洛尔类可降低心率和心肌耗氧量，从而控制心绞痛。心绞痛患者理想的静息心率为 55 次/分左右。

4. 高血压＋心肌梗死

洛尔类能降低心肌梗死后心衰和心律失常的发病率，并降低心肌梗死的死亡率。

5. 高血压＋快速心律失常

洛尔类能治疗各种快速心律失常，如窦性心动过速、房性心动过速、房颤、室性心动过速、早搏等。

即使没有高血压，只要血压不低，同时出现心衰、心肌梗死、快速心律失常、心绞痛或甲亢等疾病，首选洛尔类。

洛尔类虽然一般不作为单药降压或联合降压的首选，但对于上述几种情况是必不可少甚至无可替代的药物！

二、常用洛尔类——美托洛尔

目前较为常用的洛尔类是美托洛尔。

1. 常用的美托洛尔

酒石酸美托洛尔每片 25mg；短效，每日 2 次。

酒石酸美托洛尔每片 50mg；短效，每日 2 次。

琥珀酸美托洛尔缓释片，每片 47.5mg，每日 1 次。

1 片 47.5mg 琥珀酸美托洛尔=1 片 50mg 酒石酸美托洛尔=2 片 25mg 酒石酸美托洛尔。

25mg 酒石酸美托洛尔和 47.5mg 琥珀酸美托洛尔有什么区别呢？

25mg 美托洛尔是平片，47.5mg 美托洛尔是缓释片。

2. 如何选择美托洛尔

缓释片每日 1 次，普通片剂每日 2 次，只要能达到吃药的目的就行。

（1）作用持续时间：25mg 酒石酸美托洛尔平片的半衰期短，一般每日服药 2 次。47.5mg 琥珀酸美托洛尔缓释片的半衰期长，每日 1 次就可以。

（2）服药时间：平片最佳的服用时间是进餐的时候，这样可以提高生物利用度。缓释片不受进食时间影响，什么时间吃都可以。

（3）起效时间：平片起效时间快，缓释片起效时间慢，如果急于降心率就选平片。缓释片的作用更加平稳持久，不会造成血药浓度的大幅波动，所以很多人选择缓释片。

三、洛尔类的不良反应和禁忌证

1.不良反应

洛尔类的不良反应包括低血压、心动过缓、男性性功能障碍、疲劳、头痛、睡眠障碍、压抑、关节痛、肝炎、肌肉疼痛性痉挛、口干、结膜炎样症状、鼻炎和注意力损害等。

2. 禁忌证

洛尔类不用于心动过缓或低血压。

洛尔类不用于妊娠或哺乳期间。

洛尔类不用于心源性休克，会降低血压，加重休克。

洛尔类不用于病态窦房结综合征，会减慢心率，加重心动过缓。

洛尔类不用于不稳定型、失代偿性心衰，会加重心衰，如果用了利尿剂，才能逐渐加用美托洛尔。

四、美托洛尔的注意事项

（1）长期服用美托洛尔后，如要停药，需逐渐减小剂量，一般于7~10天内撤除，至少也要经过3天。冠心病患者骤然停药可致病情恶化，出现心绞痛、心肌梗死或室性心动过速。当然，出现了严重的心动过缓、低血压等肯定需要立即停药。

（2）慢性阻塞性肺病与支气管哮喘患者最好不使用美托洛尔，如需使用，也应谨慎，以小剂量为宜。

（3）老年人的药代动力学与年轻人相比无明显变化，因而老年患者的用量无须调整。

（4）没有儿童使用经验。

（5）普罗帕酮与美托洛尔联合使用很难掌握；维拉帕米与美托洛尔同用，可能引起心动过缓和血压下降，加重房室传导。

五、美托洛尔的用量

美托洛尔在心血管领域作用广泛、使用普遍，大家可能都知道要用美托洛尔，但不一定知道怎么用。美托洛尔要用几片才合适呢？

一般是根据心率调整美托洛尔的剂量，从小剂量开始。疾病不一样，合并症不一样，人的基础心率和耐受性也不一样，所以美托洛尔没有固定的剂量。比如冠心病、心绞痛、心衰、心肌梗死、高血压等患者，静息心率的目标是 60 次/分左右。所以吃半片能达标就吃半片，吃半片不达标，就逐渐加量，直至达标。

要说在心血管方面使用最为广泛的药物，那无疑是洛尔类，它能降血压、降心率、控制心绞痛、治疗心衰、治疗心肌梗死、治疗心律失常。

星语星愿

● 一定要在医生指导下服用美托洛尔，尤其对于心率快、心衰等情况，美托洛尔是双刃剑，千万不能自行加药！

看完您有没有收获：

正确答案 **B**

美托洛尔只是普通降压药？

☐ A. 是的

☐ B. 不是，美托洛尔的作用很多

第五节 | 氢氯噻嗪

！ 别小瞧这几分钱的小白药片，
降压有时候还真离不开它！

要说哪一种降压药最便宜又不可缺，那无疑是氢氯噻嗪。

氢氯噻嗪是心衰患者和难治性高血压患者必不可少的！

氢氯噻嗪就是噻嗪类利尿剂，适用于有轻度液体潴留、伴高血压且肾功能正常的心衰患者。噻嗪类利尿剂对于肾功能减退的作用较弱。这个小白药片是五大类降压药之一，在高血压药物中占有一席之地！

一、氢氯噻嗪的降压作用

1. 很少单独使用

很少单用氢氯噻嗪来控制血压，一方面是效果一般，副作用明显；另一方面是没有保护靶器官的作用。

2. 联合用药不可避免

现在降血压的原则是长效、平稳、保护靶器官，如果一种降压药不能达标，就需要联合用药。联合用药比单药治疗的降压作用约大两倍，此时利尿剂就会发挥较大的作用。

3. 主要适应人群

氢氯噻嗪特别适用于轻中度高血压患者、老年单纯收缩期高血压患者、高血压合并心衰患者。

4. 小剂量长期配合使用效果好

高血压往往需终身治疗，氢氯噻嗪与地平类、普利类或沙坦类合用，可用小剂量，每日 6.25~12.5mg。

5. 复合制剂是常规降压药

把氢氯噻嗪和别的降压药组合在一起，既能发挥较好的降压作用，又能减轻氢氯噻嗪的副作用，何乐而不为？于是氯沙坦氢氯噻嗪、厄贝沙坦氢氯噻嗪、降压 0 号、寿比山、缬沙坦氢氯噻嗪等复合降压药诞生了，它们是难治性高血压的首选药物。

慢性心衰 5 年死亡率接近很多肿瘤，慢性心衰的四大基石用药是：沙坦类/普利类、洛尔类、螺内酯和列净类药物。可是为什么好多心衰患者都在用利尿剂呢？利尿剂不仅治疗肾脏疾病，还和心脏有关系。心脏因为种种原因增大后，功能衰竭，不能正常工作，体内就会储存过多的水分，进而增加心脏的负担，造成胸闷、呼吸困难、夜间不能平卧、端坐呼吸、水肿等情况，所以要把多余的水分排出体外。氢氯噻嗪可促进尿钠的排泄，消除水钠潴留，有效缓解心衰患者呼吸困难及水肿的症状，改善心功能和运动耐量。对于有液体潴留的心衰患者，利尿剂是唯一有效的药物。

利尿剂还是其他心衰药物取得效果的关键和基础。如果利尿剂使用不够充分，那么心衰的四大基石用药的效果也不会很好。当然，慢性稳定型心衰患者可以不使用利尿剂。但利尿剂对心衰死亡率的影响尚不明确，所以利尿剂并非心衰的基石用药。

二、氢氯噻嗪的不良反应

1. 水、电解质紊乱

水、电解质紊乱常表现为口干、恶心、呕吐、疲劳、肌肉痉挛、肌痛、腱反射消失等。

2. 血糖水平升高

氢氯噻嗪使糖耐量降低，血糖、尿糖水平升高，可能与抑制胰岛素释放有关。一般患者停药后可恢复，但糖尿病患者停药后病情可加重。

3. 尿酸水平升高

氢氯噻嗪干扰肾小管排泄尿酸，也会诱发痛风发作。高尿酸血症由于通常无关节疼痛的症状，所以容易被忽视。停药后可恢复。

4. 血脂水平升高

长期用药可致血胆固醇、低密度脂蛋白和极低密度脂蛋白水平升高，高密度脂蛋白水平降低，可引起动脉粥样硬化加重。

对于这些不良反应，我们监测即可，无须过度紧张。

三、氢氯噻嗪的禁忌证

无液体潴留症状及体征的心功能不全患者，暂时不适合使用氢氯噻嗪。

痛风是噻嗪类利尿剂的禁忌证。

已知对某种利尿剂过敏或存在不良反应的患者，不能使用氢氯噻嗪。

虽然氢氯噻嗪不是首选降压药，但很多高血压患者离不开氢氯噻嗪，如难治性高血压患者。治疗心衰也离不开氢氯噻嗪。

不要小瞧这 5 分钱的小白药片，有时候还真离不开它！

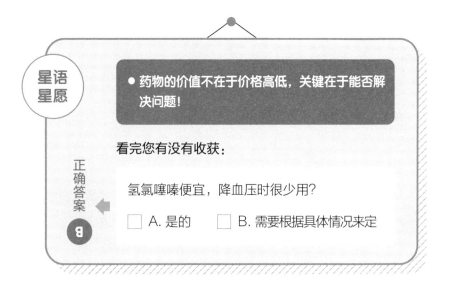

星语星愿

● 药物的价值不在于价格高低，关键在于能否解决问题！

看完您有没有收获：

氢氯噻嗪便宜，降血压时很少用？

☐ A. 是的　　☐ B. 需要根据具体情况来定

正确答案 B

第六节 | 降压 0 号

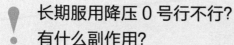

**长期服用降压 0 号行不行?
有什么副作用?**

一、降压 0 号的降压作用

降压 0 号为复方制剂,其主要成分为氢氯噻嗪、氨苯喋啶、硫酸双肼屈嗪、利血平。

其中氢氯噻嗪和氨苯喋啶为利尿剂,可减少水钠潴留,使血容量降低,使循环血量减少,能增加基础降压药的降压效果,起到协同降压作用。氢氯噻嗪和氨苯喋啶合用能增强利尿作用,氨苯喋啶为保钾利尿药,有较弱的利尿作用,并可缓解氢氯噻嗪引起的低钾血症。

硫酸双肼屈嗪和利血平是降压药,二者有协同降压作用。

二、降压 0 号的不良反应

长期服药可导致乏力、头痛、头晕、头胀、鼻塞、电解质紊乱，以及精神和认知障碍，如抑郁、痴呆等。但它毕竟是复合制剂，其中的各种成分含量较小，不良反应发生率较低。

三、降压 0 号的禁忌证

活动性溃疡、溃疡性结肠炎、抑郁症、严重肾功能不全、妊娠和哺乳期、消化性溃疡、高尿酸血症、痛风、心律失常、心肌梗死等不适合使用降压 0 号。

有人问："我吃这个降压 0 号行不行？"

我不能直接说不行，但合适的降压药要符合 4 个条件：降血压、长效、没有出现副作用、保护靶器官。

降压 0 号并非首选降压药，尽可能选择地平类、普利类、沙坦类、利尿剂、洛尔类等 5 大类降压药。如果无法获得 5 大类降压药，也可以使用降压 0 号。

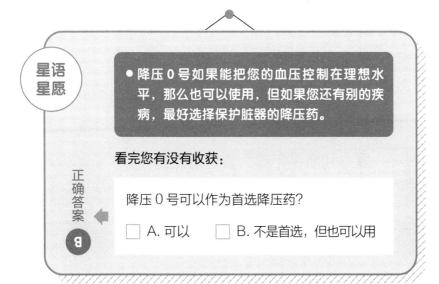

星语
星愿

● 降压 0 号如果能把您的血压控制在理想水平，那么也可以使用，但如果您还有别的疾病，最好选择保护脏器的降压药。

看完您有没有收获：

正确答案
B

降压 0 号可以作为首选降压药？

☐ A. 可以　　☐ B. 不是首选，但也可以用

第七节 | 复方利血平

 复方利血平不作为首选降压药。

一、复方利血平的降压作用

复方利血平是一种复合制剂，其成分为利血平、氢氯噻嗪、维生素B_6、混旋泛酸钙、三硅酸镁、氯化钾、维生素B_1、硫酸双肼屈嗪、盐酸异丙嗪。其中，含量最高的是利血平、双肼屈嗪、氢氯噻嗪。三药联合应用有显著的协同降压作用。交感神经抑制药利血平、血管扩张药硫酸双肼屈嗪和利尿药氢氯噻嗪联合应用，提高了疗效，减小了剂量。氢氯噻嗪能增加利血平和硫酸双肼屈嗪的降压作用，减少水钠潴留。

二、复方利血平的不良反应

复方利血平的不良反应有鼻塞、胃酸分泌增多、大便次数增多、恶心、头胀、乏力、嗜睡等，减量或停药后症状可消失。

复方利血平的降压作用复杂，并不像 5 大类降压药的作用那么明确，关键是没有保护心脑肾靶器官的作用，所以不作为首选降压药。

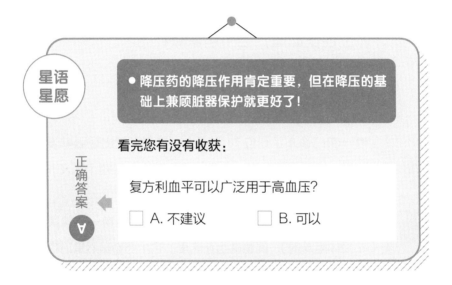

星语星愿

● 降压药的降压作用肯定重要，但在降压的基础上兼顾脏器保护就更好了！

看完您有没有收获：

复方利血平可以广泛用于高血压？

☐ A. 不建议　　　　☐ B. 可以

正确答案 → A

第八节 | 治疗前列腺疾病的降压药

> ❗ 老年男性服用前列腺药物，一定小心发生
> 体位性低血压，会引起晕厥！

有一次门诊来了一位 78 岁老人，老人反复出现眼前发黑、心悸等不舒服的感觉。我后来经详细询问得知，老人一般都是从坐位到站立的时候会突然眼前发黑。

老人因为前列腺问题吃着治疗前列腺的药物 —— 唑嗪类（α 受体阻滞剂），问题就出在这里。这个药物虽然是治疗前列腺的药物，但也有降血压的作用。

随后我告知老人先把其他降压药减量，同时以后起身的时候一定要慢，让身体有一个适应的过程。后来老人的症状消失了，没有发生眼前发黑的情况。

一、唑嗪类

这类药不作为高血压的首选药，但适用于高血压伴前列腺增生和难治性高血压，最好使用控释制剂。在入睡前给药，以预防

体位性低血压发生，服用期间注意测量坐位、直立位血压。体位性低血压患者禁用，心衰患者慎用。

多沙唑嗪的剂量为 1~16mg，每日 1 次。

哌唑嗪的剂量为 1~10mg，每日 2~3 次。

特拉唑嗪的剂量为 1~20mg，每日 1~2 次。

二、肾素抑制剂

除唑嗪类降压药外，还有一类少用的降压药为肾素抑制剂。其作用机制是直接抑制肾素，继而减少血管紧张素 II 的产生，有助于降低血压和保护组织，如降低血浆肾素活性，阻断肾素或肾素原受体。这类药物耐受性良好，不良反应为皮疹。

肾素抑制剂的代表药物为阿利吉仑，起始剂量和最大剂量分别为 150mg 和 300mg，每日 1 次，副作用是腹泻、高钾血症。

星语
星愿

● 老年人尤其老年男性在服用前列腺药物的时候，一定要注意避免体位性低血压发生。

看完您有没有收获：

唑嗪类是治疗前列腺的药物，不会影响血压？

正确答案

B

☐ A. 对

☐ B. 错，这种药物也是一种降压药

> **！** 大姐 1 个月的进口药花费 300 块钱，
> 换成国产药才不到 10 块钱。

　　一位从外地来打工的大姐来看病，出现高血压几个月了，目前血压控制得不错，但有一个事情她无法接受，那就是降压药太贵了。

　　她目前吃 2 种降压药，都是进口药，就拿进口氨氯地平来说，一盒 7 片，一周吃一盒 35 块钱，一个月 150 块钱左右，再加上另一种进口药，每月花费将近 300 块钱，这对于普通打工人来说，很难承担。

　　她问有没有便宜又降压的药物，我说当然有，于是我就给她换成国产降压药，国产氨氯地平一盒 28 片，可以吃 1 个月，才不到 5 块钱。

　　她说："这么便宜，能治病吗？"

　　我说："不能百分之百保证血压降到正常水平，但可以试试。"

　　2 周后，她又来复查，血压依然很平稳，来的时候还给我

带来老家特产表示感谢。

进口降压药真的一定比国产降压药好吗？那倒不一定！

所有的进口降压药几乎都是国外原研产品。等进口药过了专利保护期，国内仿制的药就是国产药。

国产药和进口药因为化学成分一模一样，在理论上效果一样，但在实践中进口药的降压效果有时候更好。但只要能够达到降血压的要求，就是合适的降压药。

所有的降压药都有自己的特点和副作用，至于选择哪一种降压药，必须根据具体情况来定。

各种降压药的原理不一样，作用机制不一样，用处也不一样。目前还没有适合每一位高血压患者的降压药，用药因人而异。

降压药可细分为上百种，有进口的，有国产的，有不同药厂的，我们需要在专业医生的指导下选择适合自己的降压药。

一、选择降压药的原则

选择降压药的原则是能够降压、长效平稳、保护器官、副作用小。

1. 能够降压

不管选择哪一种降压药，将血压降到正常范围，是第一任务。

2. 长效平稳

最好选择一天吃一次的长效降压药，这样省事，也不容易忘记吃药，服药依从性比较好；而且作用时间相对较长，控制血压就会更加平稳。而短效降压药不但需要一天吃多次，而且药物在体内的浓度不够稳定，容易造成血压波动。

3. 保护器官

当高血压合并糖尿病、心率快、冠心病、心衰、肾病等，尽量选择能保护器官的降压药，这样不但能降血压，还能够预防动脉粥样硬化、减轻蛋白尿、控制糖尿病、保护心脏、预防心衰、降低死亡率。

4. 副作用小

所有的降压药都有副作用，一定要学会观察药物有没有发生副作用。如果药物没有发生副作用，那么就能长期服用；如果发生了不可耐受的副作用，那就需要尽快换药。

具体选择哪一种降压药，必须根据血压和心率，以及是否合并糖尿病、心脑血管疾病、肾病等来定，有时候甚至要选择多种降压药，才能实现血压达标。需再次强调的是，服用降压药后，不要指望短期内血压变平稳，长效降压药需要 2 周以上才能达到最好的降压效果。

每一种降压药都可能是最好的降压药，只不过是针对不同人群罢了。如果您现在服用的降压药满足上述 4 个条件，那就是好的降压药！

二、发现血压高是否必须马上吃降压药

1. 血压高，但不能确诊为高血压

血压受很多因素影响，血压高不代表高血压，如一过性的血压升高。在激动、着急、生气、熬夜、紧张等情况下测量血压，血压也许会高于 140/90mmHg，但等平静下来后再次测量，血压可能低于 140/90mmHg，那么就不能诊断为高血压，自然不用吃降压药。

还有一个比较常见的情况是白大衣高血压，即我们去医院测量的血压高，可是在家测量的血压正常。白大衣高血压不能被诊断为高血压，也不用吃药。

即使已经确诊高血压，也不一定需要马上吃降压药。

2. 同时满足以下 5 个条件的患者不用吃降压药

（1）新发高血压，也就是以前血压正常，最近测量的血压高，且多次测量均是血压高。

（2）虽然有高血压，但没有不舒服的感觉。

（3）血压在 160/100mmHg 以内，也就是 1 级高血压。

（4）虽然是 1 级高血压，但没有合并糖尿病。

（5）患者没有出现心脑肾及大血管疾病。

满足上述 5 个条件，可以暂时不吃降压药。

控制血压的办法首先是健康的生活方式，其次是降压药，所以在不用吃降压药的时候，要保持健康的生活方式。但如果控制 3 个月，血压还是偏高，那就要启动降压药治疗。

三、必须服用降压药的 4 种情况

1.2 级高血压

对于 2 级高血压，就算是新发高血压，也必须马上启动降压药治疗。

2. 出现各种不适的症状

不管是 1 级高血压还是 2 级高血压，只要高血压引起了头晕、头痛、失眠等不适的症状，也必须马上启动降压药治疗。

3. 合并糖尿病

不管是几级高血压，只要高血压合并糖尿病，就应该马上启动降压药治疗，并且血压的第一目标是低于 130/80mmHg。所以血压就算是 130/80mmHg~140/90mmHg，也得开始进行降压药治疗。

4. 造成靶器官损伤

不管是几级高血压，只要出现了心脑肾疾病，比如脑梗死、脑出血、心肌梗死、心衰、冠心病、心绞痛、肾病等，都应该马上启动降压药治疗。

一旦出现上述 4 种情况，必须马上启动降压药治疗。但不管吃不吃药，都得长期保持健康的生活方式。

四、新指南的用药推荐

1. 单药

单药治疗时可选用普利类、沙坦类、地平类、利尿剂。新指南不再将洛尔类降压药作为首选，一方面洛尔类的降压效果相对于其他几类略弱，另一方面洛尔类的优点在于治疗心衰、心绞痛、心律失常。

虽然洛尔类不是首选的单用降压药，但对于高血压合并心率快、心衰、心绞痛、心律失常，必不可少甚至无可替代。

常用的洛尔类药物包括比索洛尔、美托洛尔、阿替洛尔、普萘洛尔、倍他洛尔、拉贝洛尔、卡维地洛、阿罗洛尔等。

2. 单片复方制剂

如果单药效果不达标，建议用单片复方制剂。新型单片复方制剂一般由不同作用机制的两种药物组成，多数每天口服 1 次，服用方便，依从性较好。目前新型单片复方制剂主要包括：普利类+噻嗪类利尿剂；沙坦类+噻嗪类利尿剂；地平类+沙坦类；地平类+普利类；地平类+洛尔类；噻嗪类利尿剂+保钾利尿剂等。

3. 联合用药

如果使用一种降压药或者单片复方制剂，血压仍未达标，建议按照以下方案调整。

第一步：小剂量普利类/沙坦类+地平类。

因为普利类和沙坦类基本上属于一大类，所以不能联合用药，只能用普利类+地平类或沙坦类+地平类。

常用的普利类降压药：卡托普利、依那普利、贝那普利、赖诺普利、雷米普利、福辛普利、西拉普利、培哚普利、咪哒普利。

常用的沙坦类降压药：氯沙坦、缬沙坦、厄贝沙坦、替米沙坦、坎地沙坦、奥美沙坦、阿利沙坦酯。

常用的地平类降压药：硝苯地平、硝苯地平缓释片、硝苯地平控释片、氨氯地平、左旋氨氯地平、非洛地平、非洛地平缓释片、拉西地平、尼卡地平、尼群地平、贝尼地平、乐卡地平、马尼地平、西尼地平、巴尼地平。

服用降压药，一般都是从小剂量开始，如果小剂量效果不佳，才会进行第二步，也就是全剂量服用。

第二步：全剂量普类利/沙坦类＋地平类。

如果全剂量的双联降压药效果不佳，进入第三步。

第三步：普利类/沙坦类＋地平类＋利尿剂。

如果联合使用全剂量普利类/沙坦类＋地平类，血压仍未达标，就需要加用利尿剂，联合降血压的利尿剂一般特指氢氯噻嗪。

第四步：普利类/沙坦类＋地平类＋利尿剂＋螺内酯。

如果联合3种降压药，血压仍未达标，建议加用螺内酯。螺内酯既属于保钾利尿剂，又属于醛固酮拮抗剂。

这是新指南推荐的降压药选择顺序。

五、降压药的停药时间

降压药并非一定吃一辈子，以下情况需要停药。

1. 通过健康的生活方式能控制血压

服用降压药后，在健康的生活方式的基础上，如果血压逐渐降低，这时候就要根据具体情况减量或停药。如果停药一段时间后，血压能维持在正常水平，那么自然不用一辈子吃降压药，以后通过健康的生活方式控制血压即可。如果停药后血压会再次升高，就不能随便停药。

2. 发生低血压

如果在服用降压药期间发生低血压，也就是血压低于90/60mmHg，必须马上停用降压药。尽快寻找原因，可能吃的降压药太多导致了低血压；可能发生了其他疾病，如急性心肌梗死、急性肺栓塞等。

当服用降压药期间出现视物模糊、晕厥等情况，需要尽快测量血压，如果是低血压，必须停用降压药。

3.部分继发性高血压

当继发性高血压患者通过手术或别的方法去除了病因或诱发因素，同时血压也恢复了正常，就不用长期服用降压药。

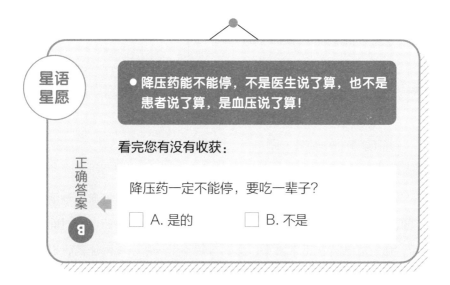

星语星愿

● 降压药能不能停，不是医生说了算，也不是患者说了算，是血压说了算！

看完您有没有收获：

正确答案 B

降压药一定不能停，要吃一辈子？

☐ A. 是的　　☐ B. 不是

第十节 | 服用降压药的时间

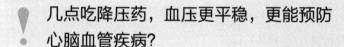

❗ 几点吃降压药，血压更平稳，更能预防心脑血管疾病？

因为长效降压药的效果平稳，作用维持时间长，引起的血压波动小，且一天只需服用一次，所以大家尽量选择长效降压药，不要选择中短效降压药。

几乎每个高血压患者都会问："几点吃降压药血压更平稳呢？"

长效降压药一天吃一次，大部分医生都建议患者早晨起来就赶紧把降压药吃了，控制好一天的血压。目前大部分高血压患者都是这样做的。医生也是根据大多数人的经验提出的建议，如果效果不好，可根据具体情况调整。

一、关于降压药服用时间的研究

欧洲最新的多项综合分析研究显示，81.6%的研究结果显示睡前服用降压药更好。研究团队指出：入睡后血压高，更危险，夜间高血压是一个重要的心血管危险标志，入睡后高压和非勺型血压与心血管风险增加的关系最密切。

汇总 82 项研究发现，与晨起服用降压药相比，晚上入睡前服药可显著降低血压，主要是对入睡后血压有明显的降低作用。

汇总 11 项研究发现，晚上入睡前服药的降压效果明显优于晨起服药的效果。

汇总 170 项研究发现，睡前服降压药与清晨服降压药相比，心血管风险降低 48%。

随访 5~6 年的研究发现，睡前服用降压药不仅可显著降低入睡后血压，还能明显降低心血管疾病死亡风险、心肌梗死风险、脑卒中风险。睡前服药与清晨服药相比，心血管风险可降低 45%，包括心血管疾病死亡、心肌梗死、冠脉血运重建、心衰和脑卒中等风险。进一步分析可见，睡前服药还可使心血管疾病死亡风险降低 56%，心肌梗死风险降低 36%，冠脉血运重建风险降低 40%，心衰风险降低 42%，脑卒中风险降低 49%。

当然，这只是一项大量研究的汇总，这些研究结果还需要进一步验证。

二、到底几点服药效果好

目前各国的高血压指南，都没有明确指出我们应该几点吃降压药。

1. 目前血压平稳就不要更改服药时间

如果您服用降压药，且血压比较平稳，白天和晚上血压基本都正常，那么已经达到了吃药的目标，暂时不要更改吃药时间。

虽然上述研究表明晚上吃降压药好，但仍需更多数据来证实。

2. 新发高血压的服药时间

如果新发高血压患者准备开始吃药，对于长效降压药，早晨吃或睡前吃都可以，血压达标是关键；对于短效降压药，建议白天服用，不建议睡前服用。

3. 根据动态血压设定服药时间

高血压患者的吃药时间应个体化，尤其血压控制不理想的患者，最好能根据 24 小时血压曲线来决定给药时间。

4. 难治性高血压的服药时间个体化

难治性高血压患者如果吃三种降压药且包括利尿剂，可是血压还不理想，除了要考虑吃药时间的问题，还得加用第四种降压药，甚至增加吃药次数。

对于什么时间吃降压药更好，我们盼望着确切的答案。不管什么时间吃降压药，我们科学对待高血压的态度始终不能变！

星语
星愿

● 关于降压药几点服用，目前没有定论。每个人的血压特点不一样，所以服用降压药的时间也不会有一个确定的答案。服药时间参考上述 4 点即可。

看完您有没有收获：

正确答案

长效降压药啥时候吃？

☐ A. 上午　　　　B. 晚上

☐ C. 根据目前血压决定，上午、晚上均可

小结

降压药是治疗高血压的关键，绝大部分高血压患者需要长期乃至终身服用降压药，因此要考虑降压药的安全性，毕竟药物不是食物。

我们科普降压药的目的，绝不是让大家自己选择降压药。我在学校学了好几年，后来到医院实习又学了好多年，才成为一名心血管医生，才敢、才有资格给患者开药。我撰写科普书，并不是让大家学会怎么使用降压药，而是传递一些降压药的常识，以免大家在生活中因犯简单的错而酿成大祸。

始终要牢记，一切处方药都必须在医生的指导下服用，降压药必须在心血管医生的指导下服用。

降压药的种类不少，但万变不离其宗，指南推荐尽可能选择长效的地平类、普利类、沙坦类、利尿剂、洛尔类等5大类降压药，或由5大类降压药组成的复合制剂。

5大类降压药各有各的优点和缺点，没有最好的，应结合自己的具体情况如年龄、性别、血压、过敏史、合并疾病等综合考虑，选择一种或几种适合自己的降压药。

有些人认为降压药有副作用，拒绝降压药，甚至夸大降压药的副作用。其实降压药不是来害我们的，不吃降压药，最终发生心脑肾疾病，后悔的是自己。降压药是帮助我

263

们来控制血压的，只有控制了血压，才能降低心脑肾疾病的风险。

不要排斥、抵触、畏惧、拒绝降压药，我们拒绝的是降压药，后悔的是自己！

除了前面讲的这些内容，还有很多大家关心的高血压问题，我觉得有必要整理出来，和大家分享。

请看"拾遗篇"。

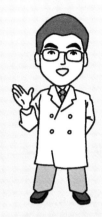

有关高血压的问题还有很多，高血压患者的日常生活都能记录分享，但高血压科普很难做到包罗万象，我只能把大家关心的问题或容易犯的错记录下来。

年龄不同，血压标准相同吗？男性和女性的高血压特点一样吗？高血压是否会影响婚姻和生育？得了高血压能不能外出旅游？高血压的各种谣言你有没有遇到过？关于这些问题我即将补充分享。

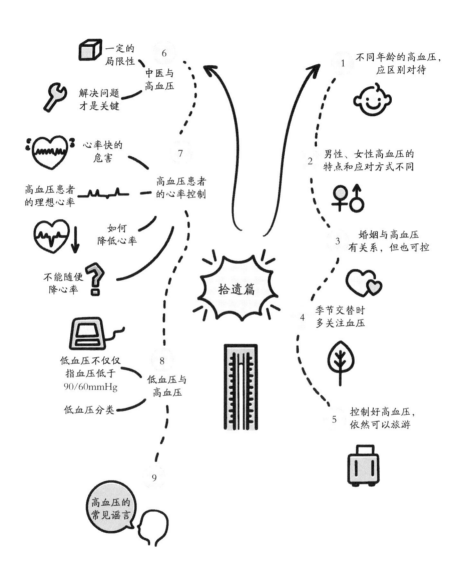

一定的
局限性

6
中医与
高血压

解决问题
才是关键

心率快的
危害

7

高血压患者
的心率控制

高血压患者
的理想心率

如何
降低心率

不能随便
降心率

低血压不仅仅
指血压低于
90/60mmHg

8
低血压与
高血压

低血压分类

9

高血压的
常见谣言

拾遗篇

1
不同年龄的高血压，
应区别对待

2
男性、女性高血压的
特点和应对方式不同

3
婚姻与高血压
有关系，但也可控

4
季节交替时
多关注血压

5
控制好高血压，
依然可以旅游

第一节 | 年龄与高血压

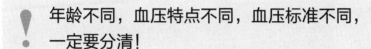

！ **年龄不同，血压特点不同，血压标准不同，一定要分清！**

　　每个年龄阶段的人都问："对于我们这个年龄段，血压多高才算高血压？血压应该怎么控制？"

　　根据临床诊断经验，我就分成未成年人、中青年人、老年人 3 个年龄段来分享。

一、未成年人与高血压

　　暑假期间，开学就要上初三的小轩最近觉得晕晕乎乎，开始以为是手机玩多了，可是好几天不玩手机，还是不舒服。小轩无意间用爷爷的血压计测量了一下血压，没想到血压是 158/100mmHg。这可吓坏了小轩的爷爷奶奶，他们赶紧带着小轩来看病。

　　我让小轩休息 10 分钟后，亲自给他测量了血压，结果是 160/100mmHg，和在家差不多，然后交代他回家再多测量几次。过了几天，小轩爷爷奶奶带着小轩又来了，说小轩最近在家测量血压还是这个水平，问我怎么办。小轩的爷爷奶奶担忧地说："年龄这么小，怎么就有高血压呢？他也没有高血压家族史，这以后可怎么办？"我后来给小轩排除了继发性高血压。小轩才 15 岁，身高 172cm，体重 74kg，平时从不运动，喜欢吃快餐、喝可乐，放假了更是抱着电脑不放，生活几乎就是吃喝和玩电脑，这就是小轩患高血压的原因。

（一）未成年人高血压不容忽视

统计显示，我国中小学生的高血压患病率为 14.5%，男生高于女生（男生为 16.1%，女生为 12.9%），这一概率还在增加，所以现在的孩子发现高血压，并不是什么罕见的事情。

未成年人高血压与肥胖、缺乏运动、不健康的饮食习惯、代谢综合征、吸烟、阻塞性睡眠呼吸暂停综合征、慢性肾功能不全、早产和低出生体质量等多种因素密切相关。其中肥胖是高血压最大的危险因素，30%~40% 的儿童原发性高血压都与肥胖有关。

（二）未成年人高血压的标准

未成年人的血压如果高于成人的高血压标准（140/90mmHg），那么就肯定是高血压；如果不高于 140/90mmHg，那也不能说明血压正常，因为对于青少年来说，每个年龄阶段都有自己的高血压标准。

北京大学儿童青少年卫生研究所牵头制定了《7 岁~18 岁儿童青少年血压偏高筛查界值》，该标准于 2018 年 12 月开始实施，并对血压做了如下规定。

7~17 岁男、女儿童青少年凡高压和低压均小于同性别、同年龄、同身高百分位血压 P90 者为正常血压。

7~17 岁男、女儿童青少年凡高压和/或低压大于或等于同性别、同年龄、同身高百分位血压 P90 且小于 P95 者为正常血压高值。

7~17 岁男、女儿童青少年凡高压和/或低压大于或等于同性别、同年龄、同身高百分位血压 P95 者为血压偏高。在非同日进行 3 时点及以上测量，且每时点监测的血压均大于或等于血压偏高 P95 筛查界值，同时 3 时点测量时间间隔不少于 1~2 周，血压持续增高确定为高血压。

这个判断未成年人高血压的标准比较复杂，作为科普我们点到为止，还有一个相对不那么准确但可以参考的简单标准。

男生：高压 =100 + 年龄 ×2，低压 =65 + 年龄。

女生：高压 =100 + 年龄 ×1.5，低压 =65 + 年龄。

以上血压标准均为上限。

接近 18 岁需要按照成人的高血压标准对待。家长要有一个意识：高血压并不是成人才有的疾病，孩子尤其那些肥胖、不运动、有家族史的孩子更容易发生高血压，需要经常给孩子测量血压。

如果孩子的血压≥130/80mmHg，那么最好带着孩子去看看医生，评估一下有没有高血压！如果孩子的血压≥140/90mmHg，那就不要犹豫，一定带着孩子去看医生。

（三）从几岁开始测量血压

《中国高血压防治指南（2018 年修订版）》推荐我们从 3 岁开

始测量血压。

儿童高血压的个体诊断需要根据连续 3 时点的血压水平进行，时点间隔 2 周以上，增加第 1 时点的血压测量次数，可大幅度降低假阳性率，减少需要进入第 2 时点测量的负担。每时点测量 3 次血压，计算后 2 次的均值或取最低读数作为该时点的血压水平。建议每年对儿童青年少体检时，在条件允许的情况下测量血压，并监测体格发育指标。

（四）如何控制未成年人高血压

谁也不想吃药，小轩的爷爷奶奶更不愿意让十多岁的小轩吃药。根据小轩的具体情况，建议小轩从现在开始保持健康的生活方式，否则，不但高血压可能伴随终身，还会出现心脑血管疾病。

1. 减肥

小轩和很多小朋友一样，体重超标。家长如果爱孩子，一定要控制他们的体重，不要无限制地给他们吃所谓的"好东西"，别溺爱他们，别不让他们活动。孩子一旦胖起来，很难瘦下来，不但影响形象，更主要的是有"三高"风险。一句话，从小开始控制体重。

2. 坚持运动

增加有氧和抗阻力运动时间，减少静态活动时间。现在的孩子学习任务重，有时间还想多玩玩电子游戏，但必须有一定的运动时间。体育在教育中的地位越来越重要，有人认为这是一个好的信号。

3. 养成健康的饮食习惯

要调整膳食结构，保证食物品种多样化，控制脂肪的供能比。世界卫生组织建议儿童控制膳食盐和含糖饮料摄入，养成健康的饮食习惯。从小开始低盐、低脂、低糖饮食，不要等到有高血压才想起健康的生活方式！

4. 身心都要健康

现在孩子的压力都不小，应避免持续性精神紧张状态，尽量减少压力，保证心理健康；保证足够的睡眠时间，避免熬夜。

小轩并没有吃降压药，经过 2 周的生活方式调整，血压降低了 10mmHg，而且没有任何不舒服的感觉。我让他继续保持健康的生活方式，尽量在 3 个月内把血压降到正常水平。半年后小轩随诊，体重明显减轻了，血压已经降到了 130/80mmHg 以下。我鼓励小轩继续保持，尽量不吃降压药。

对于很多小朋友来说，持续高血压会导致身心严重受损，到时候就得吃药。

《中国高血压防治指南（2018 年修订版）》指出，儿童继发性高血压多表现为血压显著升高，有时也表现为血压轻中度升高。继发性高血压的病因比较明确，如肾脏疾病、肾动脉狭窄、主动脉狭窄、内分泌疾病或药物等，其中肾脏疾病是继发性高血压的首要病因，占继发性高血压病因的 80%。所以儿童青少年出现高血压，要先排除继发性高血压！

儿童青少年被诊断为高血压时，可能已经出现靶器官损害的早期改变，以左心室构型改变为主，还包括血管内膜中层增厚、大中动脉弹性降低、肾功能下降和眼底动脉硬化。高血压可从少年持续至成年，在没有干预的情况下，约 40% 的儿童高血压患者发展为成年高血压患者。儿童高血压患者在成年后发生心血管疾病及肾脏疾病的风险明显增加。

儿童如何选择降压药？

（1）普利类：是最常用的儿童降压药之一，被批准的儿童用药仅有卡托普利。

（2）利尿剂：被批准的儿童用药有氨苯喋啶、氯噻酮、氢氯噻嗪、呋塞米。

（3）地平类：被批准的儿童用药有氨氯地平。

（4）肾上腺受体阻滞剂：被批准的儿童用药有普萘洛尔、阿替洛尔及哌唑嗪。

（5）沙坦类：目前尚无被批准的儿童用药。

儿童用药目前主要参考药品说明书。

二、中青年人与高血压

《中国慢性疾病及营养状况 2020》指出，我国成年高血压患者比例高达 27.5%。

成人承受着生活和事业的压力，加上生活节奏逐渐变快，因而容易忽略健康问题，并产生焦虑、抑郁等情绪。在这种情况下，成人患高血压的比例逐渐上升。

（一）中青年高血压的特点

1. 70% 都有 2 个及以上高危因素

中青年高血压患者一般有高脂血症、糖尿病、家族史、肥胖、吸烟史、蛋白尿、心脏增大、肾功能异常等危险因素。

2. 心血管疾病死亡率比老年人高

35~59 岁高血压不控制，心血管疾病死亡风险增加 4.1 倍。

60~69 岁高血压不控制，心血管疾病死亡风险增加 2.6 倍。

70~79 岁高血压不控制，心血管疾病死亡风险增加 1.9 倍。

年龄越小，高血压的死亡风险越高！

3. 以低压升高为主

中青年高血压多表现为单纯低压偏高。

（二）中青年高血压的标准

高血压指南中只有未成年人和成人的高血压标准，我国和欧洲的高血压标准就是血压≥140/90mmHg，血压≤120/80mmHg属于理想血压，在两个数值间称为正常血压高值。

现实生活中，很多人都以为自己的血压没有超过 140/90mmHg，就暗自窃喜，其实理想血压是≤120/80mmHg，我们尽可能达到这个标准。如果只满足于血压≤140/90mmHg，而不是≤120/80mmHg，那么就会增加心血管风险和死亡风险。

1. 英国牛津大学的研究

该研究入选近 35 万人，发现即使血压＜140/90mmHg，也会增加心血管风险。

根据血压高低的情况分为 7 组：＜120mmHg、120~129mmHg、

130~139mmHg、140~149mmHg、150~159mmHg、160~169mmHg、＞170mmHg。随访 4 年结果显示，高压每降低 5mmHg，脑卒中风险降低 13%，心脏病风险降低 7%，心衰风险降低 14%，死亡风险降低 5%。

高压每降低 5mmHg，心脑血管风险会明显降低。在 7 组中，相对来说高压低于 120mmHg 风险最低，尤其心脑血管风险最低。

2. 中国医学科学院阜外医院的研究

中国医学科学院阜外医院的研究表明，对于中青年，血压为 130~139/80~89mmHg 与血压小于 120/80mmHg 相比，心血管风险增加 78%，冠心病风险增加 77%，脑卒中风险增加 79%，心血管疾病死亡风险增加 1.5 倍。

这与上述牛津大学的研究结果基本一致，都说明血压高于 120/80mmHg，心脑血管风险就会增加。

所以，中青年人的第一降压目标是血压低于 140/90mmHg，第二降压目标是血压低于 120/80mmHg。

（三）中青年人如何降压

各个年龄阶段的降压原则其实都一样：保持健康的生活方式，必要时服用正规的降压药。但不同年龄段的降压侧重点也不完全一样。对于中青年人来说，除戒烟戒酒、坚持运动、健康饮食、控制体重、规律作息之外，更主要的是减轻压力、缓解焦虑。大部分中青年人低压升高的主要原因就是交感神经兴奋，这和精神压力、焦虑情绪等关系更大，所以减轻压力、缓解焦虑情绪更重要。

至于药物选择，没有单纯降低低压的降压药。但理论上低压偏高的人可以根据心率快慢选择洛尔类、普利类或沙坦类，更利于低压的控制，这和它们抑制交感神经兴奋有一定的关系。心率快可选择洛尔类，心率不快可选择普利类或沙坦类。

需强调的是，中青年高血压的危害更大，心脑血管风险和死亡风险更高，所以中青年人尤其中年人作为家庭的顶梁柱，更应好好控制自己的血压。

三、老年人与高血压

按照国际规定，60 周岁以上的人为老年人，我国《老年人权益保障法》第 2 条规定老年人的年龄起点标准是 60 周岁。

虽然没有老年高血压标准，但随着年龄的增加，尤其过了 60 岁或 65 岁，高血压还是有老年特点的。

（一）老年高血压的特点

1. 高压升高

老年高血压的一个特点就是高压升高。随着年龄的增长，血管会越来越硬，这是自然规律。血管硬化后弹性就会降低，缓冲压力的能力就会减弱，所以高压就会偏高。

2. 脉压大

老年人的大血管没有很好的弹性，当心脏舒张的时候，大血管产生的压力就会偏小，就表现为低压正常甚至偏低。高压相对偏高，低压正常或偏低，那么脉压就大。

3. 血压波动大

血管弹性降低，以及全身整体调节功能降低，就使血压的调节能力降低，血管搏动性增大。

4. 合并体位性低血压

各种调节能力减退后，老年人从坐位或卧位突然站起来，可能会发生体位性低血压，表现为眼前发黑甚至晕厥。所以老年人起身要慢，起床也要慢，缓一缓更安全。

5. 合并餐后低血压

很多老年人吃完饭就觉得乏力或者头晕，这时候要小心餐后低血压。餐后低血压没有什么特效药物，一般建议老年人少食多餐。

6. 血压昼夜节律异常

不像年轻人的血压大多数属于勺型血压，老年人的血压可能没有明显的规律。

7. 并发症多

随着年龄的增加，老年人不但有高血压，还可能有糖尿病、高脂血症、冠心病、心律失常、脑梗死、肺病、肿瘤、肾病等。

8. 伴诊室高血压

老年人到了医院，血压变得非常高，可是在家血压并不是很高，这个问题我们之前提到过，所以我一直鼓励大家多在家测量血压。

9. 伴继发性高血压

我们往往想当然地认为老年高血压就是原发性高血压，但我们不能忘记老年人也会出现继发性高血压，尤其是肾性高血压。

（二）老年人如何降压

1. 老年人的降压目标

（1）60~65 岁患者将高压控制在 120~129mmHg。

（2）65~80 岁患者使用降压药后高压降到 130~139mmHg，如果没有不舒服的感觉，那么要继续保持这一血压水平。

（3）有人说 80 岁以后就不用控制血压，其实并不是这样，指南已经明确指出，80 岁以后血压也不宜过高，该降压的时候也得降压。超高龄高血压患者理论上可以降压，但前提是降压后不会引起不适或脑缺血等后果。80 岁以上患者的血压应降到 150/90mmHg，如果高压＜130mmHg 且耐受良好，可继续治疗而不必回调血压水平。

双侧颈动脉狭窄程度大于 75% 时，中枢血流灌注压下降，降压过度可能增加脑缺血风险，降压治疗应以避免脑缺血为原则，宜适当放宽血压目标。衰弱的高龄老年人降压时注意监测血压，降压速度不宜过快，血压水平不宜过低。

年龄只是降压的一个影响因素，每一位老年人应根据具体情况降压，而不能呆板地盯着 65 岁或 80 岁！个体化治疗更科学、更人性化。

老年高血压特点之一是高压偏高，所以降压一般情况下参考高压。

2. 老年人的降压药

（1）推荐利尿剂、地平类、普利类或沙坦类，它们可作为初始或联合药物治疗。

（2）用药应从小剂量开始，逐渐增加至最大剂量，以免一次性用药过多导致低血压。

（3）无相关疾病的老年高血压患者不宜首选洛尔类。

（4）利尿剂可能降低糖耐量，诱发低血钾、高尿酸和血脂异常，需小剂量使用，同时监测血钾、尿酸、血脂等。

（5）唑嗪类可用作良性前列腺增生合并难治性高血压的辅助用药，但高龄老年人以及有体位血压变化的老年人服用时应当注意避免体位性低血压。

（6）如果高血压合并心脏病、肾病、糖尿病等较多疾病，需综合评估后选择降压药。

对待老年高血压，我们更应该慎重！

总之，未成年人、中青年人、老年人三个群体都可能发生高血压，并且不同阶段的高血压特点不同，治疗的侧重点也不同。

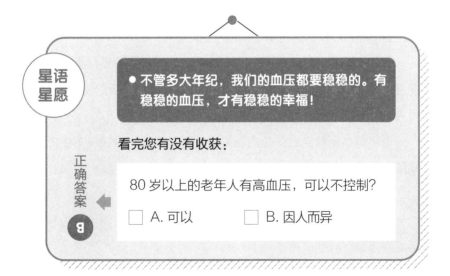

星语
星愿

● 不管多大年纪，我们的血压都要稳稳的。有稳稳的血压，才有稳稳的幸福！

看完您有没有收获：

正确答案 ◀
B

80 岁以上的老年人有高血压，可以不控制？

☐ A. 可以　　　☐ B. 因人而异

男性、女性高血压表现不同。

一、男性与高血压

门诊护士长的弟弟来看病，一位33岁的大小伙子，血压有些高。

我详细询问病史后得知，他半年前发现高血压，当时血压为150/100mmHg。他有个亲戚也有高血压，吃美托洛尔效果不错，于是他也吃美托洛尔，后来血压就控制在130/80mmHg以内，似乎效果不错。

我问："那有什么可看的，继续吃药就行，血压还可以。"

患者说："血压好了，可是现在晚上就不行……"

听到这里我才明白，原来他有难言之隐：吃了美托洛尔，血压是好了，但是出现男性勃起功能障碍（阳痿）。

随后我给他换了一种降压药。

（一）高血压是否导致男性勃起功能障碍

据调查，男性高血压患者的勃起功能障碍发生率是血压正常男性的 2~3 倍。

男性的勃起过程其实是充血过程，动脉粥样硬化会引起勃起功能障碍。而动脉粥样硬化的危险因素包括"三高"，另外，长期服用某些降压药也对男性勃起功能有一定的影响。

所以，高血压会导致动脉硬化，进而影响勃起功能，而部分降压药也会影响勃起功能！

可能会影响男性勃起功能的降压药包括：洛尔类、地平类、利尿剂、唑嗪类和利血平等。

不会影响男性勃起功能的药物：普利类、沙坦类。相关的回顾性研究表明，氯沙坦、厄贝沙坦、替米沙坦、缬沙坦等对男性勃起功能有益。这可能与沙坦减少血管紧张素 Ⅱ 的产生以至一氧化氮生成增加有关。可见，沙坦对勃起功能不但没有不良影响，反而有明显的促进和改善作用。

（二）男性如何选择降压药

降压药有很多种，男性患者如果发现副作用，可换成普利类或沙坦类，也可以直接选择沙坦类、普利类。

大多数高血压患者都很难通过一种降压药有效控制血压，所以联合两种或两种以上的降压药不但降压效果好，还能减小降压药的副作用。

不得不用洛尔类或地平类降压药的男性，如果出现勃起功能障碍，最后只能使用药物去对抗，就是用伟哥（万艾可）。

（三）男性有高血压能否要孩子

目前关于降压药对精子影响的相关研究较少，虽然有一些体外实验和动物实验提示某些降压药物会降低精子的数量和活性，但尚缺乏人体试验的可靠数据。

虽然目前降压药物对精子的生成和成熟是否有害，还没有明确定论，但准爸爸也无须担心。受精过程遵循优胜劣汰的自然法则，正常情况下精子数量庞大，只有优秀的精子才能获得卵子的青睐，所以不必太担心降压药物对精子的影响。

二、女性与高血压

（一）女性高血压的特点

成年早期女性的高压低于男性，而 60 岁以后高压则明显高于男性，50 岁以上女性高血压的发病速度明显增加。

研究表明，青少年时期女性肥胖者明显多于男性，而肥胖女性一般初潮较早，而初潮年龄越早，高血压风险越大。

女性高血压与骨质疏松有关系，血压较高的女性平均骨矿物质丢失率为 5.9%，而血压正常女性的平均骨矿物质丢失率为 3.4%。

女性的血压波动与月经周期、绝经前后的激素水平有关，其波动的程度远远高于男性，因此绝经后雌激素分泌减少，高血压以及心血管疾病发病率也会增加。

（二）女性特有的高血压

1. 避孕药对高血压的影响

女性高血压患者服用避孕药可以减弱降压药的疗效，而使血压变得不容易控制，发生持续的血压增高。

2. 妊娠高血压

妊娠高血压会增加胎盘早剥、脑出血、弥散性血管内凝血、急性肝功能衰竭、急性肾衰竭及胎儿宫内发育迟缓等并发症的风险，是孕产妇和胎儿死亡的重要原因之一。

调查发现，孕产年龄小于 18 岁或大于 40 岁、多胎妊娠、有妊娠高血压病史及家族病史的妇女，高血压发生率明显增加。妊娠合并高血压占 5%~10%，其中 70% 是妊娠高血压，30% 是妊娠前出现的高血压。

3. 经期血压波动

经前期紧张综合征一般指女性在黄体期（月经前 1~10 天）反复出现的乏力、烦躁、抑郁以及经前 2~3 天体重轻度增加、水肿和血压轻度升高等影响日常生活和工作的躯体、精神和行为改变的综合征。

4. 更年期高血压

更年期高血压一般是高压上升，低压改变较小或没有改变。具体表现为：血压波动明显，症状有多变性，伴有眩晕、头痛、耳鸣、眼花、健忘、失眠、多梦、夜惊、烦躁、乏力、疲劳、激动、注意力不集中、腰膝酸软、上热下寒（头怕热、下肢发凉）、少尿、四肢水肿等症状。更年期高血压的知晓率低，所以更年期妇女需勤测血压，更年期高血压一般持续 3~5 年。

5. 绝经后高血压

绝经后高血压可能与女性体内激素变化带来的女性盐敏感性变化有关。年轻且未使用口服避孕药的女性，对盐不敏感，而绝经后女性盐敏感性明显增加。肾脏血流动力学调节与女性激素明显相关，钠的排泄也与女性激素有关。这一机制也可以解释为什么老年女性患者使用利尿剂的效果较好。

6. 多囊卵巢综合征相关性高血压

多囊卵巢综合征合并高血压，常常表现为月经稀少或闭经、不孕、男性化，易合并肥胖、代谢综合征、血脂代谢异常、糖尿病、血浆纤维蛋白原活性抑制因子升高、冠状动脉钙化积分增加及超声检查颈动脉内中膜厚度增加。血压升高主要与胰岛素抵抗导致交感神经系统激活、内分泌紊乱、心输出量增加、血管弹性下降等因素有关。

（三）女性高血压如何治疗

不同类型高血压的基础治疗其实都一样，主要是保持健康的生活方式：远离烟酒，控制体重，低盐、低脂、低糖饮食，坚持运动等。不同的是，女性高血压因为伴有月经、妊娠、生育、绝经等性别特点，应该受到更多的关注，女性高血压患者应该得到更多的了解、更多的爱！

女性高血压患者的降压药选择有何不同？

由于女性体内激素水平的差异，有的降压药并不能用于孕妇，有些降压药在女性中出现副作用的概率大。因此，一定要选用合适的降压药。

不同年龄女性的高血压如何治疗？

（1）少年女性高血压的治疗：预防高血压从娃娃抓起，尤其有家族史的孩子更应该保持健康的生活方式。

（2）青年女性高血压的治疗：肥胖是青年女性高血压的主要原因，月经周期中雌激素水平的变化也是血压波动的原因之一，然而青年女性雌激素水平良好，其保护性作用可使肾素–血管紧张素–醛固酮系统的活性维持正常。针对经前期综合征的血压特点，月经期间出现高血压的患者，以自我调整为主，可以周期性使用小剂量利尿剂（经前 1~2 天以及经期和经后 1~2 天加利尿剂）。

（3）妊娠高血压的治疗：女性必须进行孕前评估，了解血压升高的原因和程度。不建议在血压≥160/110mmHg 的情况下受孕。

妊娠高血压的治疗措施以非药物干预为主，非药物干预就是保持健康的生活方式，部分患者的血压可降低到 150/100mmHg 以下，从而缩短妊娠期降压药的服用时间，减少药物对胎儿可能的影响。

妊娠高血压患者的血压≥150/100mmHg 时启动药物治疗，治疗目标为血压＜150/100mmHg。如果没有蛋白尿及其他靶器官损伤，也可在血压≥160/110mmHg 时启动药物治疗。治疗的主要目的是保障母婴安全和妊娠分娩的顺利进行，减少并发症，降低病死率。妊娠合并重度高血压的主要治疗目的是最大程度降低母亲的患病率和病死率。

妊娠高血压如何选择降压药？

妊娠期不能服用的药物如下。

普利类：在妊娠前 3 个月服用普利类，会增加胎儿严重先天性畸形的风险，其概率是其他降压药的 2.7 倍。

沙坦类：禁用药物。

洛尔类：与胎儿宫内缺氧、低出生体重和围产期死亡率增加有关。

哌唑嗪类：因临床应用经验较少，也应慎用。

利尿剂：会减少母体血容量，常伴有不良围产儿结局。

妊娠期可以服用的降压药如下。

肼苯哒嗪：是一种血管扩张剂，降低低压的效果明显，也不影响子宫胎盘循环，对胎儿无不良影响。

甲基多巴：是妊娠期常用的降压药物，也是唯一经随访至儿童期并被证明是安全的药物。

硝苯地平：国内外专家建议使用。

（4）哺乳期高血压的治疗：要保证母乳喂养的安全，抗高血压药物可能会分泌到母乳中。在哺乳期如需治疗高血压，应当禁用沙坦类和普利类，可服用小剂量地平类或洛尔类。利尿剂会减少母乳的分泌量。

（5）绝经后高血压的治疗：应有效调节体内激素水平，服用洛尔类降压药可以改善交感神经兴奋对高血压的影响。普利类或沙坦类可以改善低雌激素诱发的肾素–血管紧张素–醛固酮系统激活，联合地平类降压药可作为绝经后高血压的主流药物。

（6）多囊卵巢综合征相关性高血压的治疗：以非药物治疗为主，要针对性地提高胰岛素敏感性并缓解高雄激素血症，减轻体重，改善血糖、血脂代谢状态等。

如果非药物干预无效，可开始药物治疗，包括利尿剂、地平类、普利类、沙坦类或洛尔类降压药等。

女性高血压有着自身的特点，尤其怀孕前及妊娠期更应该关注血压，以免影响自己和孩子。

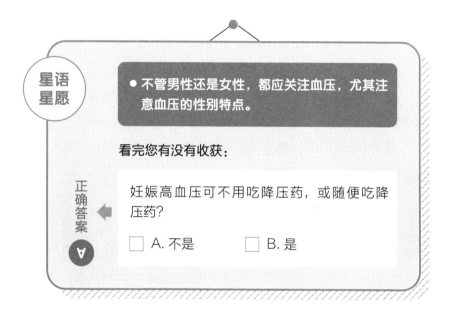

星语星愿

● 不管男性还是女性，都应关注血压，尤其注意血压的性别特点。

看完您有没有收获：

正确答案 A

妊娠高血压可不用吃降压药，或随便吃降压药？

☐ A. 不是　　☐ B. 是

第三节 | 婚姻与高血压

 高血压影响恋爱和婚姻吗?

　　有的女性朋友问我，她男朋友一家都有高血压，还能否和这个男朋友谈婚论嫁。

　　她无非是担心两个问题：一是男朋友会不会患高血压；二是男朋友如果得高血压，是否影响夫妻生活和下一代。

　　关于第一个问题，高血压确实有一定的遗传倾向。研究显示父母均有高血压，子女的高血压发病率高达46%。尤其父母年轻时就发生高血压，那么子女发生高血压的风险更高。父母双方均在55岁以前发生高血压，其子女患高血压的风险增加2.5倍；父母在55岁以后发生高血压，子女患高血压的风险无明显增加。但遗传不是引起高血压的唯一原因。家人有高血压，子女不一定有高血压。再说，就算得了高血压，只要科学地治疗，也不会影响生活，无须过度担心。

　　关于第二个问题，我的回答是一定要在有效控制血压后，才能正常过夫妻生活。至于高血压是否会影响男性和女性的性欲，目前结论不明确。

有研究显示，性生活会让血压升高 20~50mmHg，如果本身就有高血压，发生性行为的时候血压会更高，自然会增加各种风险。所以高血压患者一定要把血压降到理想水平，才能正常发生性行为。

关于高血压是否会影响下一代，我在上一节中已经分享，不再赘述。我分享一个有趣的现象：夫妻一方有高血压，另一方发生高血压的风险会明显升高。

据观察，如果丈夫有高血压，那么妻子发生高血压的风险为79%。高血压并不是传染病，可是为什么高血压会在夫妻之间扎堆出现呢？

夫妻长久生活在一起，一日三餐、作息时间大多数时候都是一样的，这或许是导致夫妻双方高血压聚集的主要原因。比如夫妻吃的一样，两人都不爱运动，都抽烟或一个抽一手烟、一个抽二手烟，都是夜猫子等，导致两人同样患高血压。

有一种"传染"并不是细菌、病毒的传染，而是生活方式的"传染"。

● 愿全天下的准爸爸、准妈妈身体健康，没有高血压，生个健康的宝宝。有了高血压，只要科学地治疗，也不用过于担心。

看完您有没有收获：

高血压患者能过性生活吗？

☐ A. 能，但需要控制血压

☐ B. 不能

正确答案
A

第四节 | 季节与高血压

 季节交替更需要关注血压！

有一个现象很多高血压患者都遇到过，就是冬天血压高，夏天血压低。

冬天冷，身体为了抗寒必须通过提高身体代谢水平来满足各脏器的需求，因此肾上腺髓质会分泌肾上腺素和去甲肾上腺素，它们都会使血压升高。血管热胀冷缩，冬天降温，收缩的血管也会升高血压。

夏天炎热，人体散热增加，体内血管处于舒张的状态，相对来说血压就会降低。同时出汗较多，血容量可能会有所降低，所以血压也偏低。

部分人比较敏感，季节变化后血压波动比较大，就会出现冬天血压高、夏天血压低的情况。

高血压患者如何应对季节变化？

天气变凉或变热的时候，需要多测量血压，及时发现血压波动。天气转凉，血压要比平时高，部分敏感的患者就需要加药。

天气热了，血压比平时低一些，就需要逐渐减药或停药。

需要强调的是，不管是否吃药，都必须保证血压正常，这是前提。

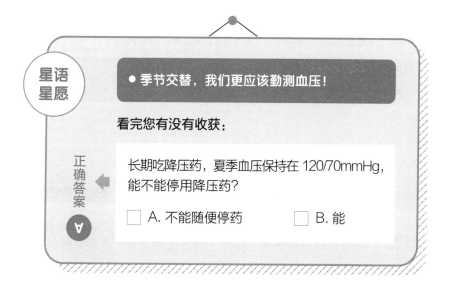

星语
星愿

正确答案

A

● 季节交替，我们更应该勤测血压！

看完您有没有收获：

长期吃降压药，夏季血压保持在 120/70mmHg，能不能停用降压药？

☐ A. 不能随便停药　　　☐ B. 能

第五节 | 旅行与高血压

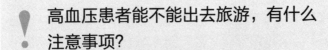

！ 高血压患者能不能出去旅游，有什么
注意事项？

　　高血压患者方先生，50岁，特别喜欢旅游，最近发现血压升高到180/110mmHg。

　　我经过详细诊察后，排除了高血压并发症，于是让他保持健康的生活方式并服用降压药。

　　方先生临走时，问是不是以后就不能旅游了，说自己一辈子没啥爱好，就爱旅游。

　　我说当然可以旅游，但是现在血压这么高，肯定不建议旅游，必须把血压降到正常水平，那时候自然可以继续旅游。何况现在新冠肺炎疫情还没有完全得到控制，就别旅游了，等血压控制好了，疫情结束了，再出去旅游更安全。

单纯高血压患者肯定能够旅游，我国成年高血压患者很多，难道这么多人都不能旅游了吗？

高血压患者把血压降到正常水平再旅游才安全，毕竟旅游一方面很辛苦，血压可能会升高；另一方面温度变化、环境变化、长时间坐车、饮食不规律等都会导致血压变化。

旅游前，还需要准备好降压药和便携式血压计。

旅游期间一定按时吃药，继续监测血压。不建议去高原地区，因为高原缺氧，会导致血压变化；不建议做一些高风险运动项目，比如过山车、蹦极、潜水等。

旅游期间控制饮食比较难，当然也无须那么严格地低盐饮食，偶尔几天"放纵"一下胃口也不会有大碍。同时注意保证睡眠，如果择席，可以带上安眠药。

做到这些，高血压患者照样可以来一场说走就走的旅行！

但是，血压一直在 140/90mmHg 以上的高血压患者，最好不外出旅游，应先降血压。新发 1 级高血压患者如果没有症状，也可以旅游，健康的生活方式本身就利于控制高血压。

对于已经出现某些并发症的高血压患者，比如高血压导致心衰、肾衰竭、脑卒中、心肌梗死等，需要医生评估能不能旅游。

如果高血压合并糖尿病、高脂血症，只要血压、血糖、血脂控制好，就能旅游，但需要携带血压计和血糖仪。高血压常合并一些没有症状的并发症，比如冠心病、心脏支架术后遗症、心脏搭桥术后遗症、脑梗死后遗症、颈动脉斑块等，只要患者病情稳定、血压稳定，那么也可以根据个人情况旅游。

有人还问："得了高血压，还能不能坐飞机，能不能坐高铁？"其实，这个问题和上面的问题一样。控制好血压，如果能旅游，就能坐飞机、坐高铁。出发前，对于目的地的气温必须了解，尤其去低温的地方旅游，必须注意保暖；时间上做好计划，不要过于仓促；保持好的心态，不要激动、生气；保证充分的睡眠，多喝水，补充水分；饮食上入乡随俗，无须严格按照低油、低盐、低糖的要求，只要没有糖尿病，偶尔解个馋，无关大碍！

总之，高血压患者只要能控制好血压，没有出现并发症，做好准备，该旅游就旅游！

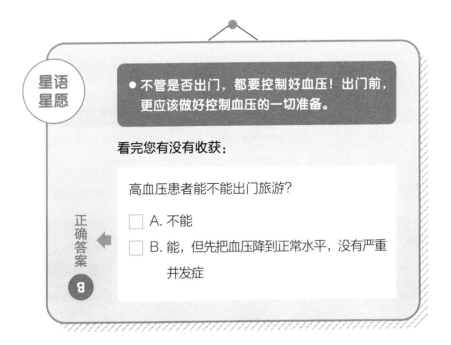

星语星愿

● 不管是否出门，都要控制好血压！出门前，更应该做好控制血压的一切准备。

看完您有没有收获：

高血压患者能不能出门旅游？

□ A. 不能

□ B. 能，但先把血压降到正常水平，没有严重并发症

正确答案 ◀ B

第六节 ｜ 中医与高血压

 中医能降压吗?

　　有位高血压患者不想吃西药，让我给他开中药吃。我说目前高血压指南没有明确推荐中成药来降血压。

　　他说:"那就开汤药。"

　　我说:"您如果确实想吃汤药，可以找一个高明的中医给你开，但需要监测血压。如果能达到降血压的效果，那就可以继续吃;如果不能达到降血压的效果，还是要以现有指南推荐的降压药为首选。"

一、中医对高血压的认识

　　长期精神紧张或恼怒忧思，导致肝气郁结，郁久化火则损伤肝阴，使阴不敛阳，肝阳上亢，上扰清窍而致头晕、头痛。滋食肥甘，致湿浊内生，痰浊内蕴，风痰上扰，亦致头晕、头痛。故中医认为高血压无外乎风、火、痰、瘀，多为上实下虚，虚实夹杂。肝肾不足为虚，肝阳上亢为实。早期多为实证或虚实夹杂，晚期常以虚证为主。

治疗原则多以平肝息风、清热平肝、补肝益肾、活血通脉等为主。

高血压常见的症状包括头晕、头痛、耳鸣、失眠、胸闷、心悸、气短、健忘、乏力、腰酸等；当血压下降后，上述症状大多数能消失。中医以辨证为基础，强调整体治疗，在改善症状方面比较有优势。

二、中医对高血压的判断和治疗

1. 中医如何诊断高血压

大多数高血压患者并没有不舒服的感觉，有的患者血压是200mmHg也觉得没事，可是过不了几年要么出现脑出血，要么出现脑梗死，要么出现心脏病等。大多数高血压没有症状，可没有症状不代表没有危害。高血压不管有没有症状，都有心脑肾损伤，所以建议高血压患者控制血压。

现代医学诊断高血压比较简单，就是准确测量血压，可是中医如何诊断高血压呢？如果高血压患者有头晕、头痛、耳鸣、失眠、胸闷、心悸、气短、健忘、乏力、腰酸等症状，通过辨证论治或许能够发现高血压，经过后续治疗或许能够改善病情。可是大部分高血压患者并没有症状，如何发现高血压呢？所以，中医在发现并确诊高血压方面，有一定的缺陷。

2. 中医能不能根治高血压

现代医学认为大部分高血压都不能根治，只能通过长期甚至终身吃药来控制；少数患者通过健康的生活方式可治疗高血压，并且少数继发性高血压通过手术或去除病因后才能根治。

中医治疗高血压的现状如下。

小部分原发性高血压患者，通过健康的生活方式和中药，高血压根治了，之后坚持健康的生活方式，高血压也没发生。当然这种情况可能并不一定是中药本身的作用，也可能更多的是健康的生活方式带来的好处。

部分高血压不能根治，患者需要每天喝中药来控制血压，那么喝汤药还是成药？至少现在没有明确的中成药可以长期控制高血压。有人说汤药，那么是不是每天都需要熬汤药喝（前提是喝汤药也能降压）来控制血压呢？当然现在也没有这方面的研究和报道。

3. 不管是中医还是西医，解决问题才是关键

其实我们不需要争论，大部分高血压并不是急症，给了我们充足的治疗时间。如果您相信中药，可以试试。吃中药期间每天监测血压，只要血压平稳就行。

当然，中医在很多疾病治疗方面的长处我们必须看到，前提是遇到一个好中医，而不是像个别伪中医说的，中医什么病都能治。我认为，如果吃着降压药，血压控制得不错，但症状缓解不明显，身体还是不舒服，那么确实可以发挥中医的长处来解决问题。

总之，不管是中医还是西医，给老百姓解决问题才是关键。

作为老百姓，要的结果是血压正常，有没有效果，用血压计测量就知道，无须争论。

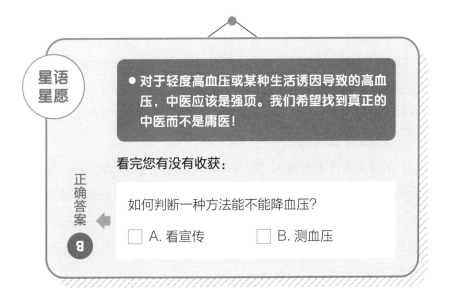

星语星愿

● 对于轻度高血压或某种生活诱因导致的高血压，中医应该是强项。我们希望找到真正的中医而不是庸医！

看完您有没有收获：

如何判断一种方法能不能降血压？

□ A. 看宣传　　　　□ B. 测血压

正确答案　B

第七节 | 高血压患者的心率控制

 高血压患者为什么要控制心率?

某天门诊来了一位高血压患者,男性,44 岁,吃着两种降压药,但是血压还在 170/110mmHg,当时我发现他心率为94 次 / 分。

我告诉他,心率太快,所以血压控制不理想,不但要降血压,还得降心率,随后给他加了一些降心率、降血压的洛尔类药物。

患者两周后复诊,血压为 135/85mmHg,心率为 74 次 / 分。

一、心率快说明交感神经兴奋

据统计,有 1/3 的高血压患者心率过快,心率快的高血压患者,血压不容易降低,同时长远来看心率快不是一件好事。

血压升高的一个原因就是交感神经兴奋。心理压力大、熬夜、失眠、抽烟、酗酒等都会导致交感神经兴奋,从而导致心率快、血压升高。这种情况也多见于年轻人，所以年轻的高血压患者常出现高血压伴心率快，通过抑制交感神经兴奋来降低心率，利于控制血压。

二、心率快的危害

《英国医学杂志开放版·心脏》发表的一篇研究报告称，男性心率高于 75 次/分与心率为 55 次/分左右相比，死亡风险、心血管或冠心病风险高一倍。男性静息心率稳定与静息心率升高相比，心血管风险降低 44%。

例如，张三平时心率是 60 次/分，李四平时心率是 90 次/分，那么心跳次数 1 分钟相差 30 次，1 小时相差 1 800 次，1 天相差 43 200 次，1 年相差 1 577 万次，60 年就相差 9.5 亿次。

这么计算下来，相同的时间内一个人的心脏比另一个人的心脏多工作许多次，那么哪个人寿命更长就一目了然。

三、高血压患者的理想心率

北京大学人民医院研究组，将来自我国 21 个城市的 110 家高血压中心的高血压志愿者，根据静息心率分为 5 组，分别是：心率≥80 次/分，心率为 75~79 次/分，心率为 70~74 次/分，心率为 65~69 次/分，心率 < 65 次/分。

随访研究两年，主要观察心血管疾病事件，排除了年龄、性别、饮酒、吸烟、血脂、血糖、脑血管疾病等因素的干扰后，发现：对于高血压患者，心率 < 65 次 / 分与心率为 70~74 次 / 分相比，心血管疾病发生率增加了 45%；心率≥85 次 / 分与心率为 70~74 次 / 分相比，心血管疾病发生率增加了 39%。对于男性高血压患者以及高龄高血压患者，这种情况更为显著。

所以，高血压患者不仅要监测血压，还应该监测心率，最好把静息心率控制为 65~79 次 / 分，可降低心血管疾病风险。

四、如何降心率

交感神经系统过度激活，就表现为心率快与高血压，与心血管疾病并发症密切相关。心率增加是高血压患者心血管风险的独立预测因素，所以我们要控制心率。

要缓解压力、调节情绪，在生活和工作中劳逸结合；同时戒烟戒酒，少熬夜，坚持运动，减少心率快的诱因。

对于高血压伴有心率异常，洛尔类降压药是首选。洛尔类是既能降血压又能抑制交感神经兴奋、降低心率的药物。

五、不能随便降心率

对于交感神经兴奋导致的心率快，可以使用降压药治疗。但是引起心率快的原因很多，得先找到原因，而不是看到心率快就降心率。心率快的常见原因如下。

1. 非疾病性因素

发热、紧张、喝咖啡或浓茶、失眠、运动、饮酒等原因导致的心率快，去除诱因即可，不能看到心率快就降心率。

2. 疾病性因素

贫血、感染、甲亢、各种疾病应激反应等导致的心率快，不能随便降心率，得先治疗原发疾病。

心衰、心律失常等导致的心率快，能不能降心率因人而异。去除诱因后，在没有特殊情况的前提下，才能加用洛尔类药物来降心率、降血压。

总之，高血压患者不但要关注血压，还得关注心率；如果静息心率高于 80 次 / 分，不但要降血压，还得降心率。

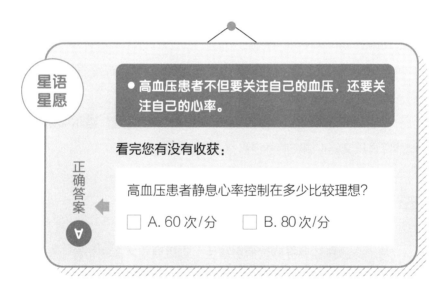

星语
星愿

● 高血压患者不但要关注自己的血压，还要关注自己的心率。

看完您有没有收获：

正确答案

高血压患者静息心率控制在多少比较理想？

☐ A. 60 次 / 分   ☐ B. 80 次 / 分

A

第八节 | 低血压与高血压

 高血压患者也会出现低血压！

　　有天从急诊收了一位高血压合并心绞痛患者，李阿姨，66 岁，她来医院的时候已经出现低血压。

　　如果说长期高血压有风险，会导致心脑血管疾病，那么低血压会在很短时间内出现危险，因为低血压就接近休克。老百姓以为昏迷叫休克，其实从医学上讲低血压接近休克。

　　她平时有高血压，长期吃着降压药，血压控制得不错。后来又确诊冠心病，医生告诉她，如果发作心绞痛，可以含服硝酸甘油缓解心绞痛。

　　那天傍晚，李阿姨正准备吃饭，突然心前区疼痛伴有大汗，李阿姨知道是心绞痛发作了，于是含服了 1 粒硝酸甘油，可是没有马上缓解，随后李阿姨又连续含服了 5 粒硝酸甘油，虽然心绞痛控制住了，但是李阿姨开始头晕、乏力、心悸，不得不马上到医院检查。

　　到医院测血压为 74/48mmHg，后来马上输液升血压，当血压恢复到 100/60mmHg 左右，李阿姨的症状才缓解。

据我分析，李阿姨在心绞痛发作的时候，多次含服硝酸甘油导致了低血压。

一、高血压患者出现低血压的情况

1. 合并心绞痛，多次含服硝酸甘油

李阿姨本身有高血压，长期吃降压药，心绞痛发作时，含服几粒硝酸甘油，导致了低血压。硝酸甘油可以扩张血管，降低血压，不宜含服过多，服用时尤其要注意血压变化。冠心病患者长期服用硝酸异山梨酯、单硝酸梨酯片等硝酸甘油类药物也会影响血压，服用期间需要注意血压变化。

2. 着急降血压，看到血压高就加药

有些人看到血压升高到 160mmHg 以上就紧张，想赶紧把血压降到正常水平，常常吃 1 片降压药半小时后血压还是高，就又吃 1 片，结果导致药物堆积，发生低血压。长效降压药起效都比较缓慢，患者在服药初期不能急于求成，要平稳、缓慢降压。

3. 老年人因忘记吃过药而重复吃药

很多老年人记忆力减退，有时就不记得吃过降压药，因此常常重复吃药，导致低血压。所以老年人一定要定时吃药，可以配备一个分药器或服药提醒器，以免重复吃药。

4. 个别降压药也会导致体位性低血压

有一种降压药为特拉唑嗪，会引起体位性低血压，服药期间在改变体位的时候，一定要慢。

5. 疾病性低血压

本来有高血压，又发生了急性心肌梗死、肺栓塞、心包炎等疾病，就可能发生低血压；过敏、发热、感染、容量不足等也会导致低血压。

6. 跟着感觉走，不靠血压计

有的人头晕、头痛、面部潮红等，就觉得血压高，也不测量血压，就吃降压药，结果就可能导致低血压。

二、低血压分类

1. 生理性低血压

部分健康人群的血压测量值已达到低血压标准，但无任何自觉症状，人体各系统器官无缺血和缺氧等异常，也不影响寿命。这就是生理性低血压。

生理性低血压表现为血压天生就偏低，接近 90/60mmHg。多与遗传和体质瘦弱有关，多发于 20~50 岁的女性和老年人。轻者无任何症状，也无须治疗，没有危险。加强锻炼，可以增强体质，改善血压水平。

2. 病理性低血压

疾病如大出血、急性心肌梗死、脊髓空洞症、重度主动脉瓣狭窄、感染、过敏等原因所致血压急剧降低，叫作病理性低血压。这种低血压常常危及生命，必须马上抢救。大多数情况下，低血压发展缓慢，可逐渐加重，如继发于严重肺结核、恶性肿瘤、恶病质等的低血压。

三、低血压不单指血压低于 90/60mmHg

低血压的标准虽然是血压低于 90/60mmHg，但并不是血压低于这个标准就是低血压，上述生理性低血压就不是疾病。

如果平时有高血压，比如血压在 170/100mmHg 以上，也没吃降压药，突然血压降到 110/60mmHg，那么这种情况也属于低血压，必须尽快就诊。休克的诊断标准除了高压低于 80mmHg，还有一条就是高压较原有水平下降 30% 以上。所以我们应该知道自己平时的血压是多少，要不然把休克误认为血压正常。

总之，高血压患者应长期监测血压，除看血压是否达标外，还要预防低血压。对于急性低血压，必须马上就诊，以防出现危险！

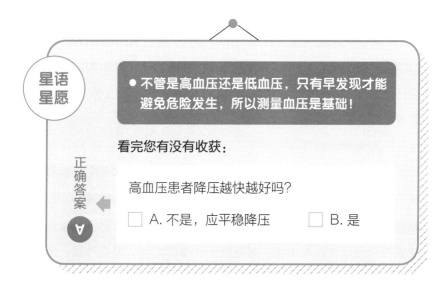

星语
星愿

● 不管是高血压还是低血压，只有早发现才能避免危险发生，所以测量血压是基础！

看完您有没有收获：

正确答案
Ａ

高血压患者降压越快越好吗？

☐ A. 不是，应平稳降压　　☐ B. 是

第九节 | 高血压的常见谣言

 高血压的常见谣言，一次总结全！

有太多高血压谣言，很多患者就是因为相信了这些谣言，最终酿成大祸。下面这些和高血压谣言相关的故事，都是发生在我身边的病例，以提醒大家：切莫犯同样的错！

谣言1：高血压患者要吃阿司匹林预防血栓

病例　73岁的王大爷，高血压5年，听人说老年人得了高血压得吃阿司匹林，保护血管，预防血栓，预防心脑血管疾病！于是自己购买了阿司匹林，每天服用100mg，3个月后突发胃出血，差点儿丢掉性命。

辟谣　如果高血压不伴有心脑血管疾病、糖尿病、高脂血症、心血管疾病家族史、肥胖等高危因素，就没有必要服用阿司匹林。这时候服用阿司匹林只会增加出血风险。阿司匹林最严重的不良反应就是消化道出血，必须服用时也得监测不良反应。没有必要服用的患者，千万不要服用。

谣言 2：高血压患者每年定期输液，保护血管

病例 周大妈，69 岁，高血压 10 年，每年入冬前都要去输液 10 天，为的是保护血管，预防心脑血管疾病。结果 4 年前出现输液反应，发生休克，幸亏及时抢救，才算捡回一条命。后来到门诊找我，我告诉她高血压患者没有必要输液降血压，输液不能保护血管。

辟谣 对于绝大部分高血压，并没有输液降血压这一说，通过健康的生活方式和口服正规降压药来降血压即可。输液虽然能降压，但只是抢救或出现高血压危象的时候才使用。输液停止后，药效很快就会消失，根本起不到长久控制血压的作用。输液也不能保护血管，反而会损伤血管，造成过敏反应，危及生命。保护血管的方法是健康的生活方式和控制"三高"。

谣言 3：降压药伤肝、伤肾，不能吃

病例 20 岁的小田，体重严重超标，发现高血压有半年，血压最高是 220/130mmHg，医生给他开了降压药。可是七大姑八大姨说这么年轻不能吃降压药，吃降压药会伤肝、伤肾，还没有娶媳妇，没有生孩子，到时候药吃了不能娶媳妇，不能生孩子了。小田听了七大姑八大姨的话，没有吃降压药，结果半年后就发生脑出血，当时血压是 240/150mmHg。现在小田 28 岁，走路一瘸一拐，还没有女朋友。

辟谣 正规的降压药不会直接伤肝、伤肾，药物都有不良反应，但只会出现在少数人身上，做好监测即可，无须夸大药物不良反应。高血压患者不吃降压药，让血压长期处在较高的水平，会导致肾衰竭、心衰、心肌梗死、脑梗死、脑出血等问题。

谣言4：高血压能根治

病例 吴女士，55岁，发现高血压有2年，长期吃降压药，血压控制得不错，后来听朋友介绍，有一个"医生"能根治高血压，但就是治疗费用高。吴女士想着吃一辈子降压药也得花钱，还不如一次花钱把高血压根治了。结果治疗半年，花了十来万，不但高血压没有根治，还发生了脑梗死。

辟谣 绝大部分高血压都不能根治，都需要通过长期健康的生活方式和服药来控制！极少数轻度原发性高血压通过长期健康的生活方式能控制。极少数继发性高血压如嗜铬细胞瘤、肾动脉狭窄导致的高血压，可能通过手术根治。

谣言5：血压正常，就停降压药

病例 周师傅，48岁，血压最高是180/120mmHg，吃了3个月降压药，血压降到了130/80mmHg。周师傅觉得血压正常了，不但不吃降压药，也不测量血压了。结果5年后，出现心脏增大、高血压性心脏病、心衰。

辟谣 吃着降压药，血压正常，这说明治疗有效。如果停了降压药，血压会再次升高。目前最常用的长效降压药的作用维持时间也不过一天一夜，所以我们需要每天服用降压药来控制血压，不能因为血压正常，就把降压药停掉。就好比你吃两个馒头肚子不饿了，你就决定以后不吃馒头了，岂不知肚子不饿的原因是吃了馒头，血压恢复正常的原因是吃了降压药。

谣言6：血压平稳就不用测量血压

病例 姜师傅，60岁，8年前发现高血压后开始服用降压药，血压1个月左右就降到正常水平了。血压正常后，姜师傅就不再测量血压了，觉得吃药就行了。可是前不久突发心肌梗死，当时血压是 180/110mmHg。入院的时候，还反问医生为什么吃着降压药，血压还这么高。

辟谣　血压受很多因素影响，比如抽烟、喝酒、熬夜、失眠、更年期、年龄、运动、饮食等，不是说吃着降压药，血压就会长期平稳。我们必须长期监测并管理自己的血压，这样才能有效预防心脑血管疾病。

谣言 7：降压药不能长期吃一种，需要经常更换

病例　郭大妈，68 岁，高血压 10 年，但每年都有几个月血压不稳。后来我才知道原因：郭大妈听人说长期服用一种降压药效果不好，于是每年都会定期更换降压药，结果每次更换降压药后血压就会有大的波动!

辟谣　吃着降压药，血压还继续升高的原因很多，并不是产生了耐药性。服用一种降压药后血压平稳，就没有必要更换降压药；如果血压不平稳，那需要调整降压药，而不是简单地换药。

谣言 8：保健品、食物等可以降血压

病例　朱大妈，70 岁，高血压 9 年，一次旅游时买了很多降压保健品，说没有副作用，还能治疗高血压，于是停用降压药，只吃保健品。结果半年后高血压导致了脑梗死，现在出门得坐轮椅。

辟谣　到目前为止，没有任何保健品能直接降压，保健品更无法替代药物来治疗高血压。花冤枉钱事小，出现脑卒中、偏瘫，可如何收场？

谣言9：把降血压的任务全交给降压药

病例 冯师傅，46岁，高血压2年，吃3种降压药，血压还是控制不好，仍是170/100mmHg。后来找到我，问我要不要再加降压药。我经过详细询问得知，他平时抽烟喝酒、不运动，还熬夜，也不控制饮食。我告诉他，要保持健康的生活方式，同时配合降压药，而不是把降血压的事全部交给降压药。半年后，冯师傅吃3种降压药，血压已降到130/80mmHg。

辟谣 除了吃降压药，保持健康的生活方式也是降血压的正规方法。

谣言10：吃降压药成瘾

病例 林女士，49岁，发现高血压3个月，血压一直在170/100mmHg左右。我建议林女士开始服用降压药，可是林女士说不敢吃降压药，怕吃了会成瘾。我问她为什么说吃降压药成瘾，林女士说大家一吃降压药，就得一直吃，这是成瘾。

辟谣 我说："你看你出生后没多久就开始吃饭，然后就得每天吃饭，看来吃饭也会成瘾。"林女士说："吃饭怎么会成瘾？不吃饭就会肚子饿，吃了饭肚子就不饿了，这不是成瘾。"我说："对呀，这是一个道理，不吃饭肚子饿，不吃降压药血压就会升高；吃了饭肚子就不饿了，吃了降压药，血压就控制正常了。"吃饭不是因为成瘾，是因为肚子饿；吃降压药也不是因为成瘾，是因为高血压。我想问那些认为吃降压药会成瘾的人："在您没吃降压药之前，您就高血压，关降压药什么事呢？"

谣言11：降压药会使血管变脆

病例 胡先生，58岁，高血压多年，不愿吃降压药的唯一原因就是认为降压药会导致血管变脆。结果高血压 10 年后发生了脑梗死，说话不清楚，一直拗口地和医生说以后一定好好吃药。

辟谣　所谓血管变脆，其实就是动脉硬化，没有降压药会导致动脉硬化。反倒长期高血压不控制会导致动脉硬化加重，所以让我们血管变"脆"的不是降压药而是高血压。部分降压药还会预防动脉硬化加重，保护血管和心脏。

谣言 12：高血压会影响寿命

病例　一位 55 岁的女士最近发现高血压，非常纠结，睡不着觉，结果血压越来越高。问其原因，她说："得了高血压，会影响寿命，我可不想这么年轻就死了，这可咋办呀？"在这位女士就诊的同时，我的一位老年患者赵爷爷也来复诊了，赵爷爷的高血压病史已经 25 年了。我告诉这位女士："您看这位老先生高血压多年，现在 90 岁高龄每天还能出去散散步。"

辟谣　高血压本身并不会直接缩短寿命，只要早发现、早控制高血压，那么我们就能像赵爷爷一样活到 90 岁身体依然硬朗。但如果没及时发现高血压，或不愿意积极控制高血压，那么一旦高血压造成心脑肾并发症，就真的会缩短寿命。

谣言 13：献血可以降血压

病例　有位 37 岁的男士说高血压就是血管里的血太多了，定期献血就能降血压。

辟谣　血压和血管内的血液总量有关系，失血过多会出现低血压，这种失血后的低血压比高血压更危险，随时会有生命危险。通过献血也无法降血压。

献血操作规程是：循环系统疾病患者如心脏病、高血压、低血压、四肢动脉粥样硬化、血栓性静脉炎患者不能献血。所以，为了自身的健康及受血者的安全，高血压患者不要献血。

谣言 14：三七粉降血压

病例　杜杜是我的高中同学，发现高血压 3 年，人到中年难免出现各种问题，吃了我给他调的降压药后，血压控制在120/80mmHg 左右，还算理想。半年前杜杜听人说喝三七粉降血压而且没有副作用，于是停了降压药，开始服用三七粉。结果两周后，血压飙升到 180/110mmHg。后来杜杜不但吃三七粉，还接着吃降压药。

辟谣　三七粉作为珍贵传统中药，性温，味苦回甜，补血、去瘀损、止血衄。生三七粉去瘀生新，并有止血不留瘀、行血不伤新的优点，熟三七粉可以补血。有人说三七粉能降血压，可是目前并没有这方面的研究结论。据我观察，患者很难通过三七粉来降血压，三七粉有三七粉的好处，但高血压有高血压的治法。高血压患者想吃三七粉，可以在中医指导下吃，只要没有副作用就行，但不能依靠三七粉来降血压。对于高血压患者来说，血压正常才是王道！

谣言 15：按摩（扎针）降血压

病例　门诊打扫卫生的王姐 2 年前带着她妈妈来看病，她妈妈 66 岁，血压是 180/90mmHg。我详细询问病情后给出了相应的建议，3 周后王姐碰见我，说她妈妈血压控制得不错，现在是130~140/60~70mmHg，我让她妈妈继续保持。后来她妈妈看到一位"专家"说："所有疾病在人体都有自带的药物，那就是穴位，只要穴位找对了，所有疾病都能通过按摩（扎针）治疗，'三高'

更是不在话下。"那个"专家"还是教授，被其按摩的人血压当场就能下降。

于是她妈妈就迷上了按摩降血压，每天早中晚按摩 3 次，每次 15 分钟。自从按摩后，她妈妈把降压药也停了，感觉整个人都"精神"了好多，好像每天都有使不完的劲儿。

结果呢？一次洗衣裳的时候突然晕倒，被送到医院后大面积脑梗死，当时急救中心测量的血压是 200/110mmHg，这就是按摩降血压的结果。

辟谣 如果按摩（扎针）这种不用吃药、没有副作用的方法能降血压，为什么没人大力推广？如果按摩（扎针）能降血压，所有的降压药早就退出历史舞台了，高血压患者按摩就行，既没有副作用，又不用花钱，何乐而不为？

按摩（扎针）肯定有用，能治疗部分疾病，但并不是万能的。如果按摩（扎针）是万能的，人类干吗发明药物？如果这位"专家"说得对，如何解释我们老祖宗发明了中医，也发明了按摩（扎针）？所以，这位"专家"就是故弄玄虚，搬起石头砸自己的脚。

按摩（扎针）并不能治疗高血压，按摩自有按摩的妙用，切莫张冠李戴！

谣言 16：玉米须、竹叶、荷叶降"三高"

病例 患者杨先生问："王医生，我这降压茶喝了 1 个月了，也花了不少钱，为啥血压还是这么高？"

我给他测血压，结果是 170/100mmHg。

杨先生看到网上有卖降压茶的，销售人员说没有副作用，能降"三高"、保护心血管，他就买了 1 个月的量，可是喝完也不见效。

他给我看一个小视频，里面有人推荐玉米须、竹叶、荷叶降"三高"，说它们有预防心脑血管疾病的作用。这是网上的代茶饮宣传，一包玉米须也不便宜。

辟谣 如果玉米须能降"三高"，那农民伯伯是不是卖玉米须比玉米还赚钱？按这个逻辑，农民伯伯挺"傻"。如果玉米须、荷叶、竹叶这些东西能降"三高"，那医生为啥不把这些东西做成药物？看来医生挺"傻"。如果这些能降"三高"，医药企业为什么不把这些东西收集起来包装销售？看来医药企业也"傻"。如果这些东西降"三高"，为何每天数以亿计的"三高"患者还苦苦地吃药？看来患者也"傻"。

总结一句就是：卖这些保健降压茶的人"聪明"之至，别人都是"傻子"。

谣言 17：得了高血压不能干家务

病例 一对 50 来岁的夫妇进入诊室，丈夫有高血压，血压是170/100mmHg，妻子是陪丈夫来看病的。我给这位先生的建议是：保持健康的生活方式，好好吃药，只要控制好就没事。

这位先生说："是不是以后就不能总干活了，得多休息？"

我说："当然不是，高血压没有任何并发症，控制好血压后就跟健康人一样。"

他妻子问："是不是不能做家务，不能累着？"

我说："您心疼他，就别让他干，但干家务不但利于控制血压，还利于预防心脑血管疾病。您看您是为他好，还是害他？"

这时候夫妻俩都笑了："那就多干点儿……"

辟谣　研究发现，做家务比不做家务、长期久坐，利于控制血压，不但如此，还能使死亡风险降低20%。所以，高血压患者千万不要再找借口不干家务了！

谣言18：降压手表、降压手环、降压帽、降压鞋能降血压

病例　我姑父当年有高血压不愿吃药，买了一个降压手环，结果没多久就因高血压发生了脑梗死。

辟谣　目前没有任何官方认证或科学研究验证的降压手表、手环、帽子、鞋等，这些东西都不能降血压。还是那个逻辑：如果这些东西都能降血压，那么降压药早就被淘汰了。世界很大，"韭菜"很多，太多人愿意交智商税。

谣言19：偏方降血压

病例　"高血压不能根治？那你们有没有试过偏方呢？"我经常能听到这样的言论。他们想找一个偏方来治疗高血压，结果有病乱求医，最终啥也没求到。

辟谣　"偏方治大病"的说法流传已久！人在什么情况下会想到偏方？

对于部分危重患者，医院也无能为力，家属抱着死马当活马医的态度，去找偏方，偶尔或许真能出现奇迹。这时候大家肯定会口口相传："某人被医院判了'死刑'，结果被偏方治好了。"大家更愿意记住使用偏方偶然成功的治疗案例，而不会记得无数使用偏方无效的案例，也早已忘记被医院治好的千千万万个患者。

我们冷静下来想想，如果偏方都能治病，得了病大家都用偏方，岂不是皆大欢喜，为何大家都是在没有办法的时候才想起偏

方呢？道理很简单，那就是治不好理所当然，治好就是奇迹，但奇迹毕竟是偶然出现的。偏方不代表中医，中医博大精深，像张仲景《伤寒论》中那样的方子能叫偏方吗？那叫经方，是所有中医膜拜的方子，所以有"半部《伤寒论》行天下"之说。

如果谁有什么偏方能治疗高血压，请分享出来，鄙人不胜感谢！

谣言 20：降血压越快越好

病例 董大爷，76 岁，血压是 180/100mmHg，吃了 1 片降压药，半小时后血压没降下来；又吃 1 片，过了半小时血压降到 166/98mmHg；董大爷着急了，又吃 1 片，过了 2 小时血压降到 120/70mmHg，这个血压似乎是理想血压。

可是董大爷突然不会说话了，流口水，浑身不舒服，被送到医院后确诊为降压太快引起一过性脑缺血，多亏及时到医院，要不然就会引起脑梗死。

后来董大爷血压控制在 140/80mmHg，症状也消失了。

辟谣 降压不能着急，不能看到血压高，就想几十分钟或几小时把血压降到正常，这一方面有危险，另一方面也不现实。降压一定要平稳，让降压药"飞"一会儿！

如果没有特殊情况，4~12 周内血压降到理想水平就算正常。如果高血压合并危及生命的疾病，比如急性心肌梗死、不稳定型心绞痛、急性左心衰、主动脉夹层等，就必须尽快将血压降至理想水平。

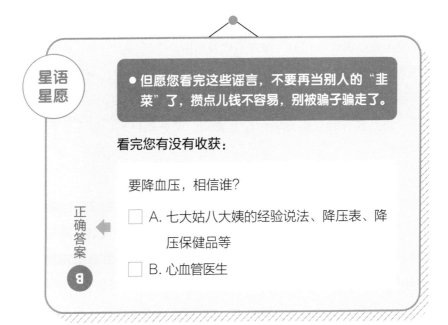

星语星愿

● 但愿您看完这些谣言，不要再当别人的"韭菜"了，攒点儿钱不容易，别被骗子骗走了。

看完您有没有收获：

要降血压，相信谁？

□ A. 七大姑八大姨的经验说法、降压表、降压保健品等

□ B. 心血管医生

正确答案 ◀ B

318

小结

高血压不是老年人的"专利"，中青年人、未成年人都会发生高血压。虽然高血压的标准和治疗方法不尽相同，但我们对待高血压的态度必须一致，那就是重视高血压，早预防、早发现、早控制高血压，只有这样我们才能管理好血压，才能把高血压的风险降到最低。

得了高血压，我们也不用过度担心，只要积极科学地控制高血压，那么衣食住行、谈婚论嫁、生儿育女都不受影响。

我接触的高血压患者，绝大多数都是由于不在乎、没发现或不愿控制高血压而出现并发症，比如脑梗死、脑出血、心肌梗死、心绞痛、心衰、肾衰竭、主动脉夹层等。

那些轻信谣言的人更是为自己的错误选择付出了沉重的代价。有关高血压的谣言还有很多，我只列举了常见的20个。大家面对高血压的各种传言，只要想到这一点就行了：如果骗子或"专家"说的方法可行，各个医院就不会有高血压患者了，世界上也不会有正规的降压药了。

之所以有太多高血压的谣言，是因为高血压患者太多，高血压是患者人数最多的疾病。患者多，骗子就好做文章，容易上当的人就多。骗子的目的只有一个，那就是骗钱。有人说，"专家"没让他们买东西。但您别忘了，现在是流量时代，流量就是钱，只要您关注了他们，看了他们的文章或视频，那他们就能赚钱。何况骗子没从您身上赚到钱，不代表没从其他人身上赚到钱，因为"韭菜"很多。

正因为骗子的目的是赚钱，所以他们可以没有任何底线，什么都敢说，专挑您喜欢听的说，那您说您能不上当受骗吗？

"良药苦口利于病，忠言逆耳利于行"这句话，我们小时候都学过。可是很多人都喜欢听顺耳的话，有朝一日恍然大悟，那时后悔莫及！

参考文献

［1］陈灏珠，林果为. 实用内科学[M]. 第 13 版. 北京：人民卫生出版社，2009.

［2］曹林生，廖玉华. 心脏病学[M]. 第 3 版. 北京：人民卫生出版社，2010.

［3］孙宁玲. 高血压治疗学[M]. 北京：人民卫生出版社，2009.

［4］《中国高血压防治指南》修订委员会. 中国高血压防治指南（2018 年修订版）[M]. 北京：中国医药科技出版社，2018.

［5］葛均波，徐永健，王辰. 内科学[M]. 第 9 版. 北京：人民卫生出版社，2018.

［6］中国医师协会. 中国高血压防治现状蓝皮书 2018 版[M]. 北京：人民卫生出版社，2018.

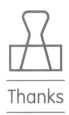

Thanks

致谢

感谢我的爸爸和妈妈，我的爸爸是半个农民、半个工人，我的妈妈是一个地地道道的农民，是他们吃了无数苦，供我上学，教我做人，我才成了一名医生，才能不遗余力地科普。如果有机会，我会在以后的文章中专门聊聊我的父母，他们说的那句话一直激励着我：我们这一代人吃苦，就是为了你们下一代比我们强。

感谢我的妻子和儿子，我的妻子也是一名医生，我花了大量时间整理此书，没有很多时间和精力照顾家庭和孩子，都是她默默地付出。由于我们夫妻俩都是医生，每周都会值班两次，1周只有3天同时和儿子在一起，儿子有4天只能和单亲在一起。如果能选择，一定不要选择给医生当孩子。再次感谢我的妻子和儿子，我爱他们。

感谢我的老师，从上学前爷爷奶奶教我认字，到读研究生时导师教我看病，教过我的老师很多，感谢他们对我的谆谆教诲，让我不断成长为一名对社会有用的医生。

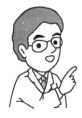

感谢我诊治过的每一位患者，如果说老师是主动让我成长，那么我的患者则是被动让我成长。因为医学是一门实践科学，我从课本上学到的知识并不能马上用来诊断，是每一位患者被动

地让我成长为一名合格的医生。所以我要感谢我的每一位患者。

感谢我的粉丝，正因为还有不少粉丝相信谣言，还有不少粉丝缺乏医学知识，我才能坚持科普；正因为越来越多的粉丝开始坚持健康的生活方式，我才能坚持科普。感谢他们的一路陪伴。

感谢我读过的文献，我能完成这本科普书，并不只是和学医经历有关系，还和我读过的每一本书、每一篇文章有关系。尤其在整理此书的过程中，我翻阅并参考了《中国居民营养与慢性病状况报告（2020）》《中国健康生活方式预防心血管代谢疾病指南》《循环》《柳叶刀》《英国医学期刊》《美国心脏协会杂志》《美国医学会杂志》《2018 ESC/ESH高血压指南》《新英格兰医学杂志》《英国医学杂志开放版·心脏》等一些专业性很强的文献，在此表示感谢。可能还有一些文献，我也参考了其中的内容，但没有注明出处，一并表示感谢。

感谢中信出版集团和中国协和医科大学出版社的编辑，他们为此书的顺利出版付出了很多！

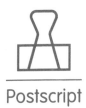

花了整整 4 年时间，终于完成了这本高血压科普书，现在的感觉并不是轻松而是——累！

我觉得身体还吃得消，当然，为了写书身体也会很累，经常周末不得休息，得赶进度；经常半夜想到某个地方没有完善，赶紧起来记录一下；就连国庆小长假，依然没有休息，每天都在修改完善这本科普书。但更多的是心累：生怕科普内容不够严谨，很多高血压患者看完后依然犯错；生怕科普内容不够全面，很多高血压患者的问题在书中找不到答案；生怕科普内容表达得不够通俗，很多高血压患者看得不是很明白；生怕科普内容不符合最新的高血压指南，很多高血压患者获得的防治知识不够前沿。

还好有中信出版集团和中国协和医科大学出版社的编辑替我把关，以确保这本科普书的科学性和严谨性；有 4 年上千篇文章、上百万文字的科普知识积累，以确保大多数的高血压问题都收录在此书中；有上千万粉丝的实时检验和互动，以确保这本科普书通俗易懂；有各大指南的指导，以确保这本科普书的医学观点足够前沿。

从 2018 年开始，我通过互联网进行心血管医学科普，目前约有 1 000 万粉丝，在网上发

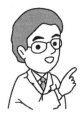

表了近 5 000 篇科普文章，其中超过 10 万点击量的爆文也已达 1 000 篇。我的科普文章获得了超过 14 亿人次的阅读，我的科普视频也获得了超过 12 亿人次的观看。看到这些数字，有人或许会觉得惊讶，可是我深感责任重大。

有人以为我有 1 000 万粉丝很了不起，其实医生和别的职业不同，我不是明星，不是带货主播。粉丝多并不是流量大，更不是钱。我一直坚定地认为，医生的粉丝越多，责任越大。我面对的是生命，我的每一句话、每一篇文章、每一次科普，都可能会影响每一位粉丝。如果我说对了，粉丝做对了，那我就是积德行善；可是如果我说错了，或者为了某种不可告人的目的故意忽悠百姓，那就是害人造孽。所以我作为科普医生，尤其是互联网科普医生，更应该严格要求自己，讲真话，说实话，遵守指南，这是我科普的底线。

疫情期间，每天有数百人在我的科普文章下面留言，当时大家就诊困难，问题又多，我坚持在网上为大家答疑解惑。据不完全统计，我至少为 8 万人次提供了免费解答服务。当时白天要上班，只能晚上加班回答各种提问，常常熬夜至凌晨一两点。有人说医生明知熬夜不好还熬夜，因为我更理解老百姓寻求病痛解决方案的迫切心情。这也是促使我尽快完成这本科普书的一个动力，由于大部分高血压问题都能在这本书中找到答案，大家也就不会不知所措了。

从大家的留言中看到，有人因为看了我的科普文章开始重视高血压，开始积极控制血压，这是最让我欣慰的事情，也是激励我前行的动力。

大家看完这本高血压科普书，并不能学会如何诊治高血压。一个心血管医生也得经过十几年甚至更长时间的学习、实习、见习、临床积累，才敢去诊治高血压。大家读完这本书，开始预防和控制高血压，不再犯低级错误，就是各位最大的收获，更是我最大的收获。

高血压不仅是关系到个人健康的问题，也是关系到家庭幸福的问题，更是关系到全民健康的问题。因为一个人没有控制好高血压，可能发生心脑血管疾病，最终发生生命危险，影响一个家庭的幸福；无数人都没有控制好高血压，就使得心脑血管疾病成为我国发病率最高的疾病，增加社会医疗负担。

疫情期间做好个人防护，是为抗疫做贡献；管理好身体，就是响应《"健康中国2030"规划》。管理好自己的身体，从管理好自己的血压做起。

我是心血管王医生，我在关注您的血压，我在关注您的健康！

让更多人远离"三高"，远离心脑血管疾病，是我终生奋斗的事业！

体检项目

有条件的人最好每年体检。

有心血管疾病家族史、抽烟、肥胖的人，建议每年体检。

常规体检项目

项目类别	项目名称
抽血化验	血常规、肝功能、肾功能、血糖、血脂、电解质
其他检查	心脏彩超、腹部彩超、肾脏彩超、胸片、心电图

以上属于基础检查，如果有不适或相关异常情况，还需在医生指导下完成其他相关检查。

检查体表大血管，可以进行颈部血管彩超检查。

疑似甲状腺异常，需要进行甲状腺彩超及甲状腺功能抽血检查。

疑似肺部问题，需要进行肺部CT检查，如发现肺部微小结节，需要每年定期复查低剂量胸部CT。

其他相关检查，需根据具体情况决定。

高血压患者如果没有并发症，也要每年体检，检查自己的血糖和血脂，因为三高容易扎堆出现。同时，需要定期做心脏彩超来了解心脏结构；做颈动脉彩超来了解是否有血管斑块；做抽血化验来了解肾功能是否正常。如果这些检查出现异常，及时联系医生。

体重指数

世界卫生组织（WHO）指出，判断体重是否超标的国际通用指标是：体重指数（BMI）。

$$BMI = 体重（kg）/ 身高^2（m^2）$$

您可以对照以下表格，查看自己的体重是否正常。

BMI中国标准

分类	BMI范围
偏瘦	≤ 18.4
正常	18.5~23.9
过重	24.0~27.9
肥胖	≥ 28.0

如果您超重，一定要控制饮食、坚持运动，必要时就诊！

心率标准

高血压患者的静息心率理想值为 70 次/分左右。

如果高血压合并心衰、心绞痛、心肌梗死等心血管疾病，静息心率理想值为 70 次/分左右。

健康人的静息心率不宜 < 50 次/分或 > 90 次/分。

睡眠时，心率可以 < 50 次/分；运动后心率可以 > 100 次/分，中等强度运动后心率可在"170–自己的年龄"这个水平。

如果心率过快或过慢，都应及时就诊！

血糖标准

您可对照下表不同项目的数值范围，进行简易判断，必要时就医咨询。

糖尿病的诊断

诊断标准	静脉血浆葡萄糖或糖化血红蛋白水平
有典型糖尿病症状（烦渴多饮、多尿、多食、不明原因的体重下降）加上	
随机血糖	≥ 11.1mmol/L
空腹血糖	≥ 7.0mmol/L
葡萄糖负荷 2 小时血糖	≥ 11.1mmol/L
糖化血红蛋白	≥ 6.5%
无糖尿病典型症状者，需改日复查确认	

疑似糖尿病，必须就诊，通过饮食、运动积极控制！

血压标准

在没有服用降压药的前提下，准确测量血压，并根据以下表格，判断自己的血压属于哪一个级别。

中国的血压分级标准

血压级别	收缩压（mmHg）	舒张压（mmHg）
正常血压	< 120	< 80
正常高值	120~139	80~89
高血压	≥ 140	≥ 90
1 级高血压（轻度）	140~159	90~99
Ⅱ 级高血压（中度）	160~179	100~109
Ⅲ 级高血压（重度）	≥ 180	≥ 110

血脂标准

血脂的常规检查是血脂 4 项。

1 甘油三酯

血脂报告单上的甘油三酯是需要重点关注的指标之一。

甘油三酯的诊断标准

级别	数值范围
正常值	0.56~1.70mmol/L
临界值	1.70~2.26mmol/L
升高值	2.27~5.65mmol/L
严重升高值	> 5.65mmol/L

甘油三酯升高后，首先要控制饮食，尤其是油炸食品、肥腻食品、精细粮、酒类都会升高甘油三酯。

当甘油三酯高于5.6mmol/L时，需要药物干预来降血脂，以免诱发急性胰腺炎。

2 总胆固醇

总胆固醇<5.17mmol/L为合适水平，5.17~6.21mmol/L为边缘升高，≥6.21mmol/L为升高。

3 高密度脂蛋白胆固醇

高密度脂蛋白胆固醇升高，对身体有利。如果<1.0mmol/L，属于异常。

4 低密度脂蛋白胆固醇

血脂中最为关键的就是低密度脂蛋白胆固醇：<3.36mmol/L为适合水平，3.36~4.14mmol/L为边缘升高，≥4.14mmol/L为升高。

成人低密度脂蛋白胆固醇 < 3.4mmol/L为合适水平。

高危人群低密度脂蛋白胆固醇 < 2.6mmol/L为合适水平。

极高危人群低密度脂蛋白胆固醇 < 1.8mmol/L为合适水平。

低密度脂蛋白胆固醇需要降到 2.6 以下的 4 种情况

情况一	糖尿病
情况二	低密度脂蛋白 ≥ 4.9
情况三	慢性肾病 3 期或 4 期
情况四	高血压伴有低密度脂蛋白 > 2.6 且符合下述两项： 1. 男性 ≥ 45 岁或女性 ≥ 55 岁 2. 吸烟 3. 有缺血性心血管病家族史 4. 肥胖 5. 高密度脂蛋白偏低

低密度脂蛋白胆固醇需要降到 1.8 以下的 3 种情况

情况一	有缺血性心脑血管疾病既往史 如：冠心病、心绞痛、心肌梗死、脑梗死、心脏支架手术、心脏搭桥手术等
情况二	高血压 + 糖尿病
情况三	糖尿病伴有低密度脂蛋白 > 3.4 且符合下述一项： 1. 男性 ≥ 45 岁或女性 ≥ 55 岁 2. 吸烟 3. 有缺血性心血管病家族史 4. 肥胖 5. 高密度脂蛋白偏低

胆固醇升高后，需要控制饮食，如果胆固醇仍然很难恢复正常，就要在医生指导下进行药物干预！

尿酸标准

尿酸升高，不但会导致痛风，还会增加心血管疾病风险。

尿酸参考值

性别	数值范围
男性	202~416umol/L
女性	142~339umol/L

如果尿酸偏高，建议每天喝水至少 2 000ml，这有助于尿酸的排泄，同时要控制自己的体重、戒烟酒、避免熬夜。

要减少高嘌呤食物的摄入。可参照下表来调整饮食。

高嘌呤食物

食物类型	食物名称
蔬菜	芦笋、豆苗、紫菜、香菇、黄豆芽

食物类型	食物名称
肉	肉汁、鸡肝、鸭肝、猪肝、猪小肠
水产品	蛤蜊、干贝、牡蛎、鲢鱼、小鱼干
主食	粗粮

必要时就诊！

高血压适合的饮食

高血压患者日常饮食应增加粗粮、杂粮的摄入以及增加水果、蔬菜的比例，同时低脂奶、豆制品、肉类和蛋类也不可或缺，具体见下表。

饮食建议

食物种类	建议
主食	每天吃谷类食物 250~400g 为宜，其中粗粮、杂粮占 1/3~1/2。
蔬菜、水果	每天吃水果 400g 左右、蔬菜 800g 左右。
低脂奶和豆制品	平均每天饮奶 300ml，每周吃 4 次左右的豆制品。
肉类和蛋类	平均每天吃水产品 40~75g、畜禽类 40~50g，每周吃 6 颗鸡蛋。

高血压适合的运动

如果没有特殊情况，高血压患者可以适当运动。

如果有高血压症状，不建议运动；如果血压超过 160/100mmHg，不建议运动。

等血压降到 160/100mmHg 以下，在没有高血压症状的情况下，根据自己的习惯和体力选择适合自己的运动。比如：快走、跑步、游泳、骑车、打球。但不建议剧烈运动，一般情况下，运动的时候心率控制在 "170–自己的年龄" 这个水平为宜。或者可以简单判断：运动的时候能说话，但不能唱歌。

每周运动 3~5 次，每次运动 30 分钟以上，建议每周运动时长保持 150~300 分钟。

常见降压药及心血管药物副作用

1 地平类

副作用：面部潮红、头痛、心跳加快、踝部水肿、牙龈肿痛。

应对方法：

如不能耐受，就换其他降压药。

如下肢水肿，可根据血压情况联合使用利尿剂。

2 普利类

副作用：咽痒、干咳、高钾血症。

应对方法：

咽痒、干咳的可以换用沙坦类降压药，血钾升高要换药。

3 沙坦类

副作用：高钾血症。

应对方法：

换药。

4 氢氯噻嗪

副作用：低钾血症、高钙血症、高血糖、高尿酸血症和高脂血症等。

应对方法：

监测电解质、血糖、尿酸。

5 洛尔类

副作用：导致心动过缓，加重支气管哮喘，引起性功能障碍等。

应对方法：

监测心率及心律，年轻男性不要将其作为首选。严重心衰合并房室传导阻滞、哮喘的患者不宜使用。

6. 唑嗪类

副作用：体位性低血压。尤其首剂服药时容易发生。

应对方法：

老年朋友改变体位的时候动作慢一点。

7　阿司匹林

副作用：消化道疾病、胃溃疡、胃出血等，以及其他部位出血。

应对方法：

观察大便，如大便变黑，及时就诊。定期复查血常规和凝血功能。

8　他汀类

副作用：肝功能损伤、肌肉损失、血糖升高。

应对方法：

服药第 1、3、6、12 个月复查肝功能、肌酸激酶、血糖，并且每年复查，如发现问题，及时处理。